Órdenes de tratamiento en Urgencias

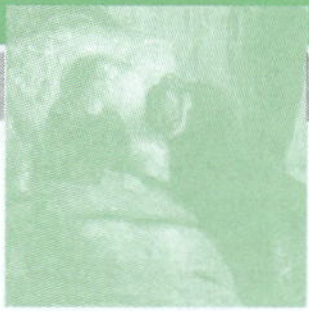

Órdenes de tratamiento en Urgencias

Coordinador

Francisco de Paula Gabriel Jiménez Núñez

Facultativo Especialista de Área. Servicio de Reumatología.
Hospital Regional Universitario de Málaga.
Colaborador Docente. Departamento de Medicina
y Dermatología. Universidad de Málaga.

SAR
Sociedad Andaluza de Reumatología

EDITORIAL MEDICA panamericana

Buenos Aires - Bogotá - Madrid - México
www.medicapanamericana.com

EDITORIAL MEDICA
panamericana

Visite nuestra página web:
http://www.medicapanamericana.com

ARGENTINA
Marcelo T. de Alvear 2.145 (C 1122 AAG)
Ciudad Autónoma de Buenos Aires, Argentina
Tel.: (54-11) 4821-2066 / Fax: (54-11) 4821-1214
e-mail: info@medicapanamericana.com

COLOMBIA
Carrera 7a A Nº 69-19 - Bogotá DC- Colombia.
Tel.: (57-1) 235-4068 / Fax: (57-1) 345-0019
e-mail: infomp@medicapanamericana.com.co

ESPAÑA
C/ Sauceda 10, 5ª planta - 28050 Madrid, España
Tel.: (34-91) 1317800 / Fax: (34-91) 1317805
e-mail: info@medicapanamericana.es

MÉXICO
Av. Miguel de Cervantes Saavedra, n.º 233, piso 8,
oficina 801 Col. Granada, Alcaldía Miguel Hidalgo
Ciudad de México, México, C.P. 11520
Tel.: (5255) 5250 0664
e-mail: infomp@medicapanamericana.com.mx

ISBN: 978-84-9110-875-7 (Versión impresa + Versión digital)
ISBN: 978-84-9110-876-4 (Versión digital)

C/ Sauceda 10, 5ª planta - 28050 Madrid, España
Depósito Legal: M-9621-2021
Impreso en España

Índice de autores

Cabezas Lucena, Alba María. Residente. Servicio de Reumatología. Hospital Regional Universitario de Málaga.

Díaz-Cordovés Rego, Gisela. Facultativo Especialista de Área. Servicio de Reumatología. Hospital Regional Universitario de Málaga. Colaborador Docente. Departamento de Medicina. Universidad de Málaga.

Fernández Nebro, Antonio. Facultativo Especialista de Área. Servicio de Reumatología. Hospital Regional Universitario de Málaga. Profesor Titular. Medicina y Dermatología. Universidad de Málaga.

Godoy Navarrete, Francisco Javier. Residente. Servicio de Reumatología. Hospital Regional Universitario de Málaga.

Irigoyen Oyarzábal, María Victoria. Facultativo Especialista de Área. Servicio de Reumatología. Hospital Regional Universitario de Málaga.

Jiménez Núñez, Francisco de Paula Gabriel. Facultativo Especialista de Área. Servicio de Reumatología. Hospital Regional Universitario de Málaga. Colaborador Docente. Departamento de Medicina y Dermatología. Universidad de Málaga.

Manrique Arija, Sara. Facultativo Especialista de Área. Servicio de Reumatología. Hospital Regional Universitario de Málaga. Profesor Invitado. Departamento de Medicina y Dermatología. Universidad de Málaga.

Márquez Gómez, Ignacio. Facultativo Especialista de Área. Servicio de Enfermedades Infecciosas. Hospital Regional Universitario de Málaga. Colaborador Docente. Departamento de Enfermedades Infecciosas. Universidad de Málaga.

Mena Vázquez, Natalia. Facultativo Especialista de Área. Servicio de Reumatología. Hospital Regional Universitario de Málaga.

Morales Del Águila, María del Carmen. Residente. Servicio de Reumatología. Hospital Regional Universitario de Málaga. Málaga.

Nieto González, Ana. Facultativo Especialista de Área. Servicio de Reumatología. Hospital Regional Universitario de Málaga. Málaga.

Ordóñez Cañizares, María del Carmen. Facultativo Especialista de Área. Servicio de Reumatología. Hospital Regional Universitario de Málaga.

Pérez-Cea Ponce, Ernesto. Médico de Familia. Servicio de Urgencias. Hospital de Antequera. Málaga.

Redondo Rodríguez, Rocío. Facultativo Especialista de Área. Servicio de Reumatología. Hospital Regional Universitario de Málaga. Málaga.

Romero Barco, Carmen María. Facultativo Especialista de Área. Servicio de Reumatología. Hospital Virgen de la Victoria. Torremolinos. Málaga. Tutor de Medicina. Departamento de Medicina Interna. Universidad de Málaga.

Sobrino Díaz, Beatriz. Facultativo Especialista de Área. Servicio de Enfermedades Infecciosas. Hospital Regional Universitario de Málaga. Colaborador Docente. Departamento de Medicina. Universidad de Málaga.

Ureña Garnica, Inmaculada. Facultativo Especialista de Área. Servicio de Reumatología. Hospital Regional Universitario de Málaga.

Valiente de Santis, Lucia Blanca. Unidad de Gestión Clínica de Enfermedades Infecciosas. Microbiología Clínica y Medicina Preventiva. Hospital Regional Universitario de Málaga. Colaborador Docente. Departamento de Medicina. Universidad de Málaga.

Dedicatoria

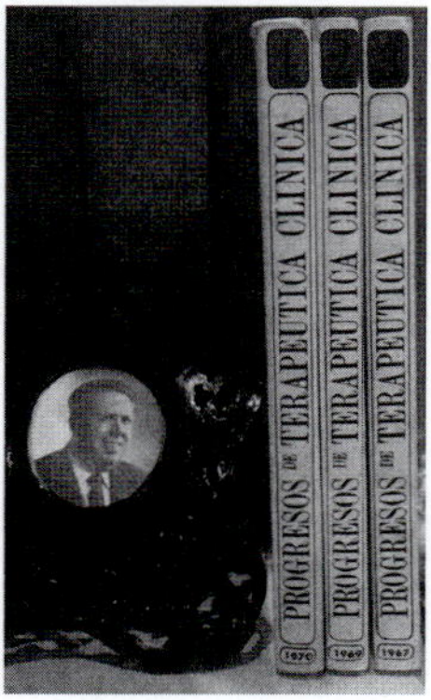

A D. Francisco Jiménez Díaz, médico, mi abuelo....

A nuestros residentes....

Prólogo

Las guardias representan un aspecto esencial de la profesión médica y deberían ser realizadas por todos los profesionales que trabajan en los distintos niveles asistenciales, con independencia de cuál sea su misión en la clínica diaria.

Lamentablemente, la superespecialización de la medicina ha hecho que cada vez más recaiga el peso de esta labor en internistas y generalistas, mientras que algunos especialistas han ido tendiendo a hacer su rutina diaria fuera de ese ámbito o contactando con él de forma puntual a través de guardias localizadas.

Sin embargo, las guardias médicas constituyen un medio indispensable para que todos los especialistas tengan la oportunidad de mantener viva una parte de la medicina que les permite atender a otro tipo de pacientes de los que acostumbran a ver en su rutina, conocer mejor los resortes del hospital e interaccionar con otros especialistas con los que no tiene oportunidad de trabajar estrechamente en otro ámbito. Es, sin duda, una forma de mantenerse vivo como médico y como persona. Las terribles consecuencias de la pandemia de la COVID-19 han hecho que muchos especialistas diferentes aborden a estos pacientes o se incorporen a hacer guardias para poder mantener el funcionamiento del hospital y aliviar la carga que esta pandemia ha supuesto.

La presente obra ha surgido de la necesidad de los médicos que se aproximan por primera vez a una guardia médica o se reincorporan a ellas después de un tiempo. Trata de recopilar unos breves y prácticos apuntes de actuación en medicina de urgencias y hospitalaria. El autor principal y editor de la obra ha tratado de proporcionar protocolos actualizados para atender las situaciones más comunes en la amplia casuística que proporciona la guardia médica, intentando ofrecer un manual de consulta rápida, que abarca desde el soporte vital avanzado a otras situaciones menos graves, pero que deben abordarse durante las horas en que el hospital entra en una fase aparentemente más tranquila.

Antonio Fernández Nebro
Profesor titular de Medicina.
Universidad de Málaga.
Jefe de Servicio de Reumatología.
Hospital Regional Universitario de Málaga.
Málaga.

Prefacio

La idea de recopilar estos «apuntes» se concreta hoy, día 2 de abril de 2020, recordando a mi abuelo en el día de su santo. Fue una persona excepcional, capaz de superar muchas barreras y obstáculos, un trabajador incansable, cuando, sin apenas medios familiares, y en unas circunstancias históricas complicadas, saco adelante con matrícula de honor la carrera de Medicina.

Aunque le hubiera gustado quedarse trabajando en la Cátedra de Ginecología y Obstetricia de la Facultad de Medicina de Granada, las necesidades familiares obligaban a la búsqueda de un trabajo mejor remunerado, y dedicó su vida a la medicina rural, en el pueblo malagueño de Cortes de la Frontera.

Aún recuerdo sus historias, las innumerables anécdotas, la pantalla de rayos X y el reloj de mesa con el que mi abuela controlaba los análisis clínicos, aquel parto que atendió tras luxarse el hombro, cruzando el río desbordado por las lluvias, a caballo, para lograr llegar a aquella madre que sufría… Es muy emocionante cuando un paciente acude a mi consulta y me dice «gracias a tu abuelo… yo nací».

Luego llegó la jubilación prematura obligatoria, la ceguera… y pese a no poder disfrutar de su mayor pasión, la lectura, nunca perdió el sentido del humor. Sus pacientes me decían «era muy buen médico, siempre estaba leyendo esas revistas» …, estaba suscrito a la versión en español del *New England Journal of Medicine*.

En estos tiempos difíciles, durante la pandemia de la COVID-19, los reumatólogos nos hemos puesto al servicio de los que nos necesitan, tal cual hacía mi abuelo… y, en este caso, los más mayores aprendiendo de nuestros residentes, los que están siempre en primera línea… En este ciclo de la vida, donde todo es un aprender y enseñar, quisiera agradecerles su profesionalidad, compañerismo y su ayuda para reaprender y recordar lo olvidado, pues el objetivo último siempre es el mismo: servir…

Fco. P. Gabriel Jiménez Núñez
Facultativo Especialista de Área de Reumatología.
Hospital Regional Universitario de Málaga.
Málaga.
Presidente Electo de la Sociedad Andaluza de Reumatología.

Índice general

ATENCIÓN GENERAL DE LAS EMERGENCIAS

Soporte vital

1

E. Pérez-Cea Ponce, M.ª del C. Morales del Águila, y A. M.ª Cabezas Lucena

PUNTOS CLAVE

- Todo el personal médico debe saber realizar un soporte vital básico, conocer las guías de actuación de soporte vital avanzado, así como estar familiarizado con las medidas de soporte si se sospecha de COVID-19.
- Iniciar la RCP lo antes posible. Tiempo = supervivencia.
- Sospechar y tratar las causas reversibles.

VALORACIÓN INMEDIATA (ABCDE)

A: *Airway* (vía aérea)

- Comprobar la vía aérea: apertura (maniobra de frente-mentón, o tracción mandibular si hay sospecha de traumatismo cervical); desobstruir la vía aérea (cánula de Guedel si está inconsciente; aspiración de secreciones).
- Posición de seguridad: decúbito lateral izquierdo.
- Control cervical si existe traumatismo previo: collarín si lo precisa.

B: *Breathing* (respiración)

Comprobar la respiración: si no respira, ventilar (dispositivo de barrera, cánula de Guedel), empezando con dos insuflaciones boca-boca.

C: Circulación

- Comprobar la presencia de pulso:
  - Tomarlo ≤ 10 s y, si es posible, de manera simultánea a la respiración.
  - Carotídeo implica TAS > 60 mm Hg, femoral > 70 mm Hg y radial > 80 mm Hg; en caso de pulso anormalmente débil o de muy difícil captación, considerar la ausencia de pulso.
- Iniciar RCP si hay ausencia de pulso.
- Hemorragia: comprimir. Sospechar hemorragia oculta en la hipovolemia de origen desconocido.

D: *Disability* (evaluación neurológica)

- Escala de Glasgow (Tabla 1-1): < 9 requiere IOT.
- Reacción pupilar a la luz.

E: Extremidades

- Retirada de la ropa y evaluación de los miembros.
- Calentar con mantas y prevenir la hipotermia.

OBSTRUCCIÓN DE LA VÍA AÉREA POR CUERPO EXTRAÑO

- Animar a toser.
- Si la tos es inefectiva y está consciente, dar hasta 5 golpes en la espalda:
  - Situarse al lado y ligeramente detrás de la víctima.
  - Aguantar el pecho con una mano e inclinar a la víctima bien hacia adelante de modo que, cuando el objeto causante de la obstrucción sea desplazado, progrese hacia la boca en vez de irse más abajo en la vía aérea.
  - Dar hasta cinco golpes secos entre las escápulas con el talón de la otra mano.

Tabla 1-1. Escala del coma de Glasgow

Parámetro	Descripción	Valor
Apertura ocular	Espontánea	4
	Voz	3
	Dolor	2
	Ninguna	1
Respuesta verbal	Orientada	5
	Confusa	4
	Palabras inapropiadas	3
	Sonidos	2
	Ninguna	1
Respuesta motora	Obedece órdenes	6
	Localiza el estímulo	5
	Flexión normal (retirada)	4
	Flexión anormal (decorticación)	3
	Extensión anormal (descerebración)	2
	Ninguna	1

- Si los golpes no son efectivos y está consciente, aplicar hasta 5 compresiones abdominales:
  - Situarse detrás de la víctima y rodearla con ambos brazos por la parte superior del abdomen.
  - Inclinar a la víctima hacia adelante.
  - Cerrar el puño y colocarlo entre el ombligo y la caja torácica.
  - Agarrar este puño con la otra mano y empujar fuerte y rápido hacia adentro y hacia arriba.
- Continuar alternando 5 golpes en la espalda con 5 compresiones abdominales.
- Si en cualquier momento la víctima pierde la consciencia, iniciar la RCP.

SOPORTE VITAL BÁSICO

- Confirmar la seguridad para la víctima y el reanimador.
- Activar el sistema de emergencias.
- **Si hay pulso, pero la respiración es anormal:**
  - 10-12 ventilaciones/min.
  - Comprobar el pulso cada 2 min.
  - Naloxona si se sospecha intoxicación por opioides.
- **Sin pulso:**
  - Ciclos de 30 compresiones torácicas y 2 ventilaciones.
- Usar el DESA tan pronto esté disponible.

SOPORTE VITAL AVANZADO

Estrategia de actuación

- O_2.
- **Ritmo desfibrilable (TV/FV sin pulso):**
  - 1.ª descarga, RCP durante 2 min, comprobar el ritmo.
  - Ritmo desfibrilable: 2.ª descarga, RCP durante 2 min, adrenalina cada 3-5 min, comprobar el ritmo.
  - Ritmo desfibrilable: 3.ª descarga, RCP durante 2 min, amiodarona, tratar las causas reversibles, comprobar el ritmo y, si es desfibrilable, volver al punto anterior.
- **Ritmo no desfibrilable (asistolia o actividad eléctrica sin pulso):**
  - RCP durante 2 min, adrenalina cada 3-5 min, comprobar el ritmo.
  - Ritmo no desfibrilable: RCP durante 2 min, amiodarona, tratar las causas reversibles, comprobar el ritmo y, si no es desfibrilable, volver al punto anterior.

Fármacos

- **Adrenalina** (amp. de 1 mg): 1 mg i.v. o por vía intraósea cada 3-5 min.
- **Amiodarona** (amp. de 150 mg): 300 mg i.v. en 20 mL de SG al 5 % en inyección rápida; si persiste la situación, repetir a mitad de dosis (150 mg).
- **Sulfato de magnesio** (amp de 1,5g): en dosis de 1-2 g diluidos en 100 mL de SF en 15 min. I en *torsades* de *pointes* asociadas a QT prolongado, hipo-Mg e intoxicación digitálica.
- **Bicarbonato sódico 1 M** (1 mL = 1 mEq): a partir de 10-15 min sin respuesta, plantear su administración bajo control gasométrico, con el paciente ya intubado y ventilado, en dosis inicial de 1 mEq/kg. I solo en PCR por ADT, hiper-K, pH < 7,1 y EB < –10 mEq.
- **Cloruro cálcico** (amp. de 10 mL al 10 %): I solo si la PCR es secundaria a intoxicación por antagonistas del calcio, hiper-K o hipo-Ca. SOS no administrar conjuntamente a bicarbonato. Dosis: 2-4 mg/kg/10 min (1,5-3 mL/10 min i.v.).
- **Naloxona** (amp. de 0,4 mg): dosis inicial de 0,4 mg en bolo i.v. o i.m. cada 2-3 min hasta un máx. de 2 mg.

No indicaciones para el inicio de la RCP

- Riesgo para el reanimador.
- Estado terminal. Solicitud escrita de no RCP.
- Signos de muerte: *rigor mortis*, livideces, descomposición, decapitación. La midriasis bilateral arreactiva por sí sola no lo es.

Causas reversibles de PCR

- **5 H**: **h**ipotermia, **h**ipovolemia, **h**ipoxia, **h**ipo/**h**iper-K, **h**idrogeniones (acidosis).
- **5 T**: **t**óxicos, **t**aponamiento cardíaco, **t**rombosis coronaria (IAM), **T**EP, neumotórax a **t**ensión.

Criterios de alta calidad de la RCP

- Compresiones torácicas de 5-6 cm de profundidad.
- Permitir la reexpansión del tórax tras cada compresión.
- Frecuencia compresiones de 100-120/min.
- Minimizar la interrupción de las compresiones torácicas.
- Ventilación adecuada.

Valoración de la eficacia de la RCP

- ↓ Midriasis.
- Reflejo fotomotor.
- Reflejo corneal.
- Movimientos de defensa ante estímulos dolorosos.
- Recuperación de la respiración.

RCP en pacientes con sospecha de COVID-19 o COVID-19 confirmada

- Uso de EPI.
- Limitar el número de reanimadores.
- Evitar la maniobra «ver, oír, sentir».
- Evitar riesgos al equipo de soporte vital indicando la sospecha o confirmación de COVID-19.
- Si hay disponibilidad y experiencia, usar dispositivos de compresión torácica.
- Evitar maniobras que causen aerosoles y, en caso necesario, minimizar la exposición.
- Mantener cubierta la vía aérea durante las compresiones.
- Priorizar la desfibrilación precoz.
- IOT precoz, por personal experimentado.
- Valorar el uso de lidocaína frente a amiodarona.

BIBLIOGRAFÍA

Fernández Lozano I, Urkía C, López Mesa JB, Escudier JM, Manrique I, De Lucas García N, *et al*. Guías de resucitación cardiopulmonar 2015 del Consejo Europeo de Resucitación: puntos clave. Rev Esp Cardiol. 2016;69(6):588-94.

Jiménez-Murillo L, Montero-Pérez FJ. Medicina de urgencias y emergencias. Guía diagnóstica y protocolos de actuación. 6ª ed. Madrid: Elsevier; 2018.

Merchant RM, Topjian AA, Panchal AR, Cheng A, Aziz K, Berg KM, *et al*. Adult Basic and Advanced Life Support, Pediatric Basic and Advanced Life Support, Neonatal Life Support, Resuscitation Education Science, and Systems of Care Writing Groups. Part 1: Executive Summary: 2020 American Heart Association guidelines for cardiopulmonary resuscitation and emergency cardiovascular care. Circulation. 2020;142(16_suppl_2):S337-S357.

Nolan JP, Monsieurs KG, Bossaert L, Böttiger BW, Greif R, Lott C, *et al*. European Resuscitation Council COVID-Guideline Writing Groups. European Resuscitation Council COVID-19 guidelines executive summary. Resuscitation. 2020; 153:45-55.

Ventilación mecánica no invasiva

2

M.ª C. Morales del Águila, A. M.ª Cabezas Lucena y E. Pérez-Cea Ponce

PUNTOS CLAVE

- La VMNI es una técnica de soporte ventilatorio a la respiración espontánea, que se aplica mediante una interfase (mascarilla), con objeto de disminuir las indicaciones de IOT en pacientes con IRe aguda refractaria a O_2 y tto. con medidas convencionales.
- Entre sus I generales, se encuentra la disnea no controlada en reposo y FR > 30 r.p.m., la hipercapnia importante y progresiva con tendencia a la AcR, el fracaso en la extubación (destete) y la agudización de la IRe crónica hipercápnica en enfermedades subsidiarias de soporte ventilatorio domiciliario.

MODALIDADES POR PRESIÓN

BiPAP

Aporta dos niveles de presión: una inspiratoria (IPAP) y otra menor espiratoria (EPAP), y la diferencia entre ambas es la PS, responsable del VC del paciente. Permite una ventilación más eficaz y la eliminación de CO_2.

CPAP

Aplica en la vía aérea una presión continua superior a la presión atmosférica, sobre la que el paciente respira espontáneamente. Aporta la misma IPAP que EPAP, por lo que la PS es cero. Mejora la oxigenación de los alvéolos, previene su colapso en la espiración, recluta los alvéolos colapsados, disminuye el edema del intersticio pulmonar, descarga la musculatura respiratoria y reduce el trabajo respiratorio. No actúa sobre la ventilación (no es útil para el fracaso ventilatorio hipercápnico).

CONCEPTOS BÁSICOS

- IPAP: presión positiva que se va a alcanzar durante la fase inspiratoria, la que realmente va a proporcionar soporte ventilatorio.

- EPAP: presión positiva durante la fase espiratoria, la que mejora la hipoxemia.
- PS: diferencia de presión entre la IPAP y la EPAP.
- PEEP: presión positiva programada al final de la espiración. En la VMNI, es equiparable a la EPAP.
- Relación inspiración/espiración: en condiciones normales es ½.
  - Pacientes con patología obstructiva: 1:3.
  - Pacientes con patología restrictiva: 1:1.
- *Trigger*: umbral de presión que detecta el respirador, realizada por el esfuerzo inspiratorio del paciente, por el cual es capaz de saber cuándo iniciar la inspiración.
- Pendiente, rampa o *rise time*: pendiente de la curva de presión. Tiempo con el que se alcanza la IPAP programada. Una mayor pendiente beneficiaría a pacientes con IRe aguda, con taquipnea y necesidad de flujos altos.

INDICACIONES

BiPAP

- IRe hipercápnica con acidosis (pH < 7,35 y > 7,25) refractaria:
  - EPOC descompensada.
  - Extubación fallida.
  - Pacientes en espera de trasplante pulmonar.
  - Pacientes no candidatos a IOT.
- Otras IRe hipercápnicas antes de la I de IOT:
  - EAP con fatiga muscular.
  - SHO.
  - Enfermedad neuromuscular con IRe aguda o reagudizada por infección.
  - Neumonía en ID.
  - Atelectasias posoperatorias.
  - Fibrosis quística.
  - Crisis de broncoespasmo grave.
  - Deformidades torácicas: cifoescoliosis, toracoplastia.

CPAP

- IRe hipoxémica (sin AcR) refractaria a O_2:
  - EAP cardiogénico sin inestabilidad hemodinámica.
  - SDRA.
  - NAC grave.
  - Crisis asmática grave.
  - Uso compasivo en no candidatos a IOT.

CONTRAINDICACIONES

Absolutas

- Obnubilación profunda, estupor o coma no atribuible a narcosis por CO_2.
- Inestabilidad hemodinámica: TAS < 90 mm Hg con hipoperfusión periférica.
- Criterios mayores de intubación:
  - Apnea.
  - Hipoxemia grave con acidosis grave (pH < 7,25).
  - ↓ del estado de conciencia con necesidad de protección de la vía aérea.
- Isquemia miocárdica aguda no controlada o arritmias ventriculares potencialmente letales.
- Crisis convulsiva o agitación psicomotriz.
- Obstrucción fija de la vía aérea superior, traqueotomía.
- Negativa del paciente.

Relativas

- Hemorragia digestiva alta activa.
- IQ esofágica o gástrica recientes.
- Secreciones o vómitos abundantes.
- FR > 35 r.p.m. o disociación toracoabdominal.
- Traumatismos o quemaduras faciales.

PROCEDIMIENTO

Explicar el procedimiento al paciente para que coopere y disminuya su ansiedad:

- Monitorización cardíaca.
- Elegir el tamaño y la interfase.
- Paciente semisentado a 45°.
- Encender el respirador, comprobar la conexión a la fuente de O_2.
- Acercar la mascarilla al paciente para facilitar su adaptación. Fijarla cuando lo tolere.
- Revisar las alarmas del equipo.
- Duración ≈ de 8 h para CPAP, y de 24 h para BiPAP.

Objetivos

- VC espirado ≥ 8-10 mL/kg en pacientes hipoxémicos, o ≥ 6 mL/kg en EPOC.
- $SatO_2$ > 90 % con una FiO_2 < 50 %.
- FR < 25 r.p.m.
- Cese de la musculatura accesoria.

- Desaparición de la disnea.
- Fuga (pérdida de aire al no tratarse de un sistema cerrado) mínima posible.

Parámetros

BiPAP

- Comenzar con IPAP de 8-10 cm H_2O, EPAP de 4 cm H_2O, FiO_2 de 0,4 (40 %) para conseguir una $SatO_2$ > 90 %.
- La IPAP se incrementa de 2 en 2 cm H_2O hasta 16-20 cm H_2O.
- La EPAP se incrementa de 2 en 2 cm H_2O hasta un máx. de 6 cm H_2O.
- *Trigger* de 0,5 cm H_2O.

CPAP

Comenzar con 5 cm H_2O, e incrementar de 2 en 2 cm H_2O hasta el efecto deseado (normalmente, 8 cm H_2O).

Ajustes inmediatos

- Si hay hipoxemia: ↑ EPAP de 2 en 2 cm H_2O (máx. 12 cm H_2O) hasta $SatO_2$ > 90 %; si persiste incrementar flujo de O_2.
- Si hay hipercapnia: ↑ la IPAP hasta pH N (máx. 25 cm H_2O).
- Si hay desadaptación:
  – Contracción del esternocleidomastoideo (aumento de la carga inspiratoria): ↑ IPAP.
  – Contracción del abdomen (espiración activa): ↓ IPAP.
  – Inspiración fallida: ↑ EPAP para compensar auto-PEEP (máx. 8 cm H_2O en patología obstructiva y 12 cm H_2O en patología restrictiva).
  – Si el VC es bajo: ajustar la máscara, evitar la presión pico > 30 cm H_2O (presión máx. que se alcanza en la vía aérea).
  – Permitir fugas si el VC es adecuado.

Monitorización

- La mejoría de la GA realizada a la hora con respecto a la del inicio de la ventilación, no la basal, es un factor predictivo de buena respuesta a la VMNI y, por lo tanto, de evitar la IOT.
- Parámetros: adaptación/sincronía, FR, uso de la musculatura accesoria, nivel de consciencia, fugas, FC, $SatO_2$.

TERAPIA DE ALTO FLUJO CON CÁNULA NASAL

- Terapia intermedia entre la O_2 estándar y la VMNI, I en:
  – IRe aguda hipoxémica grave que no responde a la O_2 convencional.

- IRe hipercápnica con pH > 7,20, siempre que el paciente no sea candidato a la VMNI, la rechace o no la tolere.
- EAP en pacientes que no sean candidatos a la VMNI, la rechacen o no la toleren.
- Otras situaciones relacionadas con procesos de inicio o retirada de la IOT.

- Contral:
  - Paciente agitado.
  - IQ reciente, malformaciones o traumatismo nasales.

VMNI EN LA IRe AGUDA POR COVID-19

- El uso de las interfaces adecuadas y equipos de terapia de alto flujo con cánulas nasales por personal cualificado no aumenta la dispersión de partículas infecciosas.
- I:
  - Terapia puente hasta el inicio de la VMI.
  - Ausencia de equipos para VMI.
  - Destete de la VMI.
  - Traslado de pacientes.
  - Terapia paliativa, orden de no intubar, pacientes muy ancianos.
  - Tratamiento inicial en pacientes con IRe aguda, por personal entrenado y en un entorno seguro.
- El uso de terapia de alto flujo con cánula nasal se postula como alternativa a la O_2 estándar, con reducción de la mortalidad.

BIBLIOGRAFÍA

Alonso Íñigo J, Carratalá Perales JM, Díaz Lobato S. Recomendaciones para el uso de la ventilación mecánica no Invasiva, sistemas de CPAP no mecánicos y terapia de alto flujo en pacientes con infección respiratoria por COVID-19 [Internet]. 1.ª ed. Grupo de Ventilación Mecánica No Invasiva, Cuidados Respiratorios (VMNI-CR Grupo); 2020 Disponible en: https://www.semes.org/wp-content/uploads/2020/03/22.-GRUPO-VMNI.-Recomendaciones-VMNI-CR-Covid-19-Marzo-2020.pdf.

Barrot Cortés E, Sánchez Gómez E (coords.). Manual SEPAR de procedimientos - 16 Ventilación mecánica no invasiva. Barcelona: Sociedad Española de Neumología y Cirugía Torácica (SEPAR); 2008. Disponible en: https://issuu.com/separ/docs/procedimientos16?mode=window&backgroundColor=%23222222.

Carratalá Perales JM, Brouzet B, Dapena Romero I, Sillero López E (eds.). Manual de Ventilación no invasiva en la insuficiencia respiratoria aguda [Internet]. SEMES; 2017 Disponible en: http://vmni.eventosenplural.com/wp-content/uploads/VMNI_Manual-JM_Carratala_Perales.pdf.

Carratalá Perales JM, Díaz Lobato S, Llorens P. Terapia de alto flujo con cánulas nasales en pacientes con insuficiencia cardíaca aguda. Insuf Card. 2018;13(3):125-33. Disponible en: http://www.insuficienciacardiaca.org/pdf/v13n3_18/v13n3a05.pdf.
Demoule A, Brochard L, Dres M, Heunks L, Jubran A, Laghi F, *et al.* How to ventilate obstructive and asthmatic patients. Intensive Care Med. 2020;46(12):2436-49. Disponible en: https://link.springer.com/article/10.1007%2Fs00134-020-06291-0.
Gutiérrez González N, Mercedes Noboa E, Almonte Batista WM, Cruz Ruiz J, García Guerra JA, Hurtado Fuentes A, *et al.* Actualización en oxigenoterapia de alto flujo con cánula nasal. Rev SOCAMPAR. 2019;4(3):71-75. Disponible en: https://revista-socampar.com/images/articulos/ArticulosSeparadosNum11/Revision%201.pdf.
Jiménez-Murillo L, Montero-Pérez FJ. Medicina de urgencias y emergencias. Guía diagnóstica y protocolos de actuación. 6ª ed. Madrid: Elsevier; 2018.
Luján M, Peñuelas O, Cinesi Gómez C, García-Salido A, Moreno Hernando J, Romero Berrocal A, *et al.* Summary of recommendations and key points of the consensus of Spanish scientific societies (SEPAR, SEMICYUC, SEMES; SECIP, SENEO, SEDAR, SENP) on the use of non-invasive ventilation and high-flow oxygen therapy with nasal cannulas in adult, pediatric, and neonatal patients with severe acute respiratory failure. Med Intensiva. 2020;S0210-5691(20)30333-8.

Shock

3

R. Redondo Rodríguez, I. Ureña Garnica y J. Godoy Navarrete

PUNTOS CLAVE

- El dx≠ y tto. precoces son cruciales para evitar la muerte en el paciente con *shock*.
- La fluidoterapia tiene como objetivo mantener o restaurar las características y composición de los líquidos corporales.

DEFINICIÓN

- Fracaso agudo de la circulación con inadecuada distribución de la perfusión tisular, resultante en un consumo insuficiente de O_2.
- Dx si ≥ 4 criterios: MEG o alteración del estado mental, FC > 100 l.p.m., FR > 22 r.p.m. o PaO_2 < 32 mm Hg, EB arterial < –5 mEq/L o ácido láctico > 4 mmol/L, diuresis < 0,5 ml/kg·h, hipo-TA > 20 min.
- Su dx≠ se resume en la tabla 3-1.

Tabla 3-1. Tipos de *shock*

	GC	PVC	PCP	RVS
Cardiogénico	↓	↑	N o ↑(↓ en VD)	↑
Obstructivo	↓	↑	N o ↑	N o ↑
Hipovolémico	↓	↓	↓	N o ↑
Distributivo	N o ↑	↓	↓	↓

↓: disminuido, -a; ↑: aumentado, -a; GC: gasto cardíaco; N: normal; PCP: presión capilar pulmonar; PVC: presión venosa central; RVS: resistencias vasculares sistémicas; VD: ventrículo derecho.

ETIOLOGÍA

- Cardiogénico: IAM, arritmias, miocardiopatías, insuficiencia valvular aguda.
- Hipovolémico: hemorragia aguda, deshidratación por pérdidas o tercer espacio.
- Obstructivo: TEP, neumotórax a tensión, taponamiento cardíaco, pericarditis constrictiva.
- Distributivo: septicemia, anafilaxia, IS, coma mixedematoso, intoxicaciones, neurogénico.

PRUEBAS COMPLEMENTARIAS

- AS: glucemia (tira reactiva), GA o GV según la $SatO_2$, H, C (dímero D, fibrinógeno), BQ (GUCI, amilasa, p, BRB, transaminasas, TNIH, BNP, ácido láctico), PCR y PCT.
- Orina: iones, Osm_o.
- ECG.
- Cultivos si se sospecha de *shock* séptico.
- Pruebas cruzadas.
- Rx de tórax y de abdomen.
- ECO según el protocolo RUSH.
- Gammagrafía, TC, arteriografía según la sospecha.

OBJETIVOS TERAPÉUTICOS

- $PaO_2 \geq 60$ cm H_2O.
- TAS > 90 mm Hg o TAM ≥ 65 mm Hg.
- PVC de 8-12 cm H_2O.
- Diuresis > 1 mL/kg·h.
- Corrección de la AcM.

TRATAMIENTO

- O_2 a alto flujo: VK al 50 % o MR; valorar la VMNI o la IOT si se presenta refractariedad.
- Cargas de 500-1.000 mL de **SF** en 15-30 min (dos VVP o una central):
  - Mejoría hemodinámica y ↑ PVC < 3 cm H_2O: probable *shock* hipovolémico, continuar con cargas de 300 mL de SF.
  - No mejoría hemodinámica y ↑ PVC > 5 cm H_2O: probable *shock* cardiogénico, SOS no administrar cargas de vol. (excepto en el IAM del VD), e I de GS en dosis de 3.000 mL/d + vasopresores.
- **Corregir T-he y EAB**: I de BiC si el pH < 7,20.

- **Fármacos vasopresores**:
  - Adrenalina: de elección en el *shock* anafiláctico.
  - Noradrenalina: de elección en el *shock* séptico, preferible a la dopamina (arritmogénica) en el *shock* cardiogénico.
  - Dopamina: no se recomienda en el *shock* séptico.
  - Dobutamina: contra I si la TAS < 80 mm Hg, fármaco de 2.ª línea.
- **Analgesia**.
- **ATB empírica**: no demorar si hay sospecha de *shock* séptico.
- ***Shock* anafiláctico**: adrenalina, dexclorfeniramina, MPD (125 mg en bolo i.v.; luego 40 mg/6 h i.v.).

FLUIDOTERAPIA

Indicaciones

- *Shock* hipovolémico, distributivo y obstructivo.
- Depleción hidrosalina y T-he moderados o graves.
- AcM y AlM.
- IRA.
- DHHNC y CAD.
- Dieta absoluta e intolerancia oral.
- Administración de fármacos.

Monitorización

- Ctes. vitales.
- Diuresis: valor N de 0,5 mL/kg·h; en la hipovolemia, el objetivo es 1 mL/kg·h.
- IY y edemas: signos de hipervolemia.
- Crepitantes bilaterales: indican sobrecarga o ICC.
- Taquicardia y pulso distal débil o ausente: implica hipovolemia.
- PVC ↑ (valor N de 6-12 cm H_2O):
  - Congestión pulmonar: no administrar más líquidos, I fármacos inotrópicos.
  - Ausencia de congestión pulmonar: I prueba de sobrecarga (Tabla 3-2).
- PVC ↓: hipovolemia, I fluidoterapia y suspenderla cuando la PVC alcance ≈ 12 cm H_2O.
- AS: GUCI, GV y Osm_p.

Soluciones intravenosas

- **Cristaloides** (Tabla 3-3):
  - Hipotónicas: SSh al 0,45 %.

Tabla 3-2. Prueba de sobrecarga (administración de 300 mL de SF en 10 min)

PVC previa	PVC posterior	Interpretación	Actitud
N	↓	Hipovolemia, vasoconstricción venosa	Fluidoterapia
	Sin cambio	Buena tolerancia	Fluidoterapia si se precisa
↓	Sin cambio	Hipovolemia grave	Fluidoterapia
	↑ < 3 cm H_2O		Vigilar
	↑ > 3-5 cm H_2O		Suspender la fluidoterapia
	↑ > 5 cm H_2O		Suspender la fluidoterapia Inotrópicos

↓: baja o disminuye; ↑: alta o aumenta; N: normal; PVC: presión venosa central; SF: suero salino fisiológico.

  - Isotónicas: SF al 0,9 %, Ringer y Ringer lactato, SG al 5 %, GS, Isofundin®.
  - Hipertónicas: SSH al 3 %, SG al 10, 20 y 40 %.
  - Alcalinizantes: bicarbonato 1/6 y 1 M.
  - Acidificantes: cloruro de amonio 1/6 M.
- **Coloides**: albúmina, dextranos, manitol, gelatinas, almidones.
- **Nutrición parenteral**: hidratos de carbono, aminoácidos y lípidos.
- **Equivalencias:**
  - 1 mL = 20 got.; 1 got. = 3 µgot.
  - 1 got./min = 3 mL/h; 1 µgot./min = 1 mL/h.

BIBLIOGRAFÍA

Cabrera Franquelo F, Domínguez Picón F. Urgencias médicas. 3ª ed. Madrid: Marbán; 2017.

Coopersmith CM, De Backer D, Deutschman CS, Ferrer R, Lat I, Machado FR, et al. Surviving sepsis campaign: research priorities for sepsis and septic shock. Intensive Care Med. 2018;44(9):1400-26.

Jiménez-Murillo L, Montero-Pérez FJ. Medicina de urgencias y emergencias. Guía diagnóstica y protocolos de actuación. 6ª ed. Madrid: Elsevier; 2018.

Nieto-Pérez OR, Sánchez-Díaz JS, Solórzano-Guerra A, Márquez-Rosales E, García-Parra OF, Zamarrón-López EI, *et al.* Intravenous fluid therapy guided by goals. Med Int Méx. 2019;35(2):235-50. Disponible en: https://www.medigraphic.com/pdfs/medintmex/mim-2019/mim192g.pdf.

Polyzogopoulou E, Arfaras-Melainis A, Bistola V, Parissis J. Inotropicagents in cardiogenic shock. Curr Opin Crit Care. 2020;26(4):403-10.

Shi R, Hamzaoui O, De Vita N, Monnet X, Teboul JL. Vasopressors in septic shock: which, when, and how much? Ann Transl Med. 2020;8(12):794.

Suárez-Pita D, Vargas-Romero JC, Salas Jarque J (eds.). Manual de diagnóstico y terapéutica médica. Hospital 12 de Octubre. 8ª ed. Madrid: MSD; 2016.

Tabla 3-3. Soluciones cristaloides

Tipo	Características	Indicación	Contraindicación	Notas
SG al 5 %	Isotónico (275-300 mOsm/L) con 50g/L de G	DH hipertónica		
SG al 10 %	Hipertónico (555 mOsm/L) con 100 g/L de G	DH hipertónica		Ajustar la insulina en la DM
SG al 20 %	Hipertónico (1100 mOsm/L) con 200 g/L de G	Máx. aporte calórico con mínimo de líquido (IR oligúrica)		Ajustar la insulina en la DM
SG al 40 %	Hipertónico (2200 mOsm/L) con 400 g/L de G	= que el SG al 20 % Tto. de la hiper-K		Ajustar la insulina en la DM y tto. de la hiper-K
SF al 0,9 %	Isotónico (308 mOsm/L)	Depleción hidrosalina sin acidosis Reposición de pérdidas de líquidos		
SSH al 3 %	Hipertónico (1026 mOsm/L)	Hipo-Na verdadera	Pseudo-hipo-Na Hipo-Na dilucional	
SSh al 0,45 %	Hipotónico (145 mOsm/L)	Tto. inicial de la hiper-Na grave DHHNC que curse con hiper-Na o HTA	Normo-Na Hipo-Na	
Ringer*	Isotónico (311 mOsm/L) 147 mEq/L de Na 157 mEq/L de Cl 4 mEq/L de K 6 mEq/l de Ca	Reposición del déficit del espacio extracelular		

Ringer lactato*	Isotónico (273 mOsm/L) 130 mEq/L de Na 109 mEq/L de Cl 28 mEq/L de lactato 4 mEq/L de K 3 mEq/L de Ca	DH extracelular + AcM	TCE con HTIC o con riesgo de edema cerebral Junto al BiC sódico forma una sal insoluble
Isofundin*	Isotónico (304 mOsm/L) E ≈ plasma	DH isotónica (sobre todo, en la acidosis)	
GS	Hipotónico (265 mOsm/L)	Mantenimiento DHHNC si la G < 300 mg/dL	
GS 1/5	Isotónico (320 mOsm/L)	Niños con DH hipertónica	
BiC 1 M		AcM cetósica (pH < 7,00) y láctica (pH < 7,20)	HTA grave no controlada, cardiopatía, estados edematosos (por el contenido de Na) Alcalosis
BiC 1/6 M	Hipertónica (333 mOsm/L)	= BiC 1 M	= BiC 1 M

*poli-electrolítica.

AcM: acidosis metabólica; BiC: bicarbonato; Ca: calcio; Cl: cloro; DH: deshidratación; DHHNC: descompensación hiperglucémica hiperosmolar no cetósica; DM: diabetes *mellitus*; E: electrólitos; G: glucosa; hiper-K: hiperpotasemia; hiper-Na: hipernatremia; hipo-Na: hiponatremia; HTA: hipertensión arterial; HTIC: hipertensión intracraneal; IR: insuficiencia renal; K: potasio; M: molar; máx.: máximo; mEq: miliequivalentes; mOsm: miliosmoles; Na: sodio; normo-Na: normonatremia;SF: suero salino fisiológico; SG: suero glucosado; SSh: suero salino hipotónico; SSH: suero salino hipertónico; TCE: traumatismo craneoencefálico; tto.: tratamiento.

URGENCIAS MÉDICAS POR APARATOS Y SISTEMAS

II

Cardiología y Vascular

4

J. Godoy Navarrete, R. Redondo Rodríguez e I. Ureña Garnica

PUNTOS CLAVE

- En las alteraciones del ritmo cardíaco, hay que recordar que se trata a pacientes y no ECG.
- La elección del tratamiento en las emergencias hipertensivas depende de la comorbilidad y el contexto clínico en que se produzcan.
- El dolor torácico agudo es uno de los motivos más frecuentes de consulta en urgencias, siendo prioritario discernir aquellas causas que amenacen la vida del paciente o sean urgentes frente a las que no lo son.

BRADIARRITMIAS

- Se caracterizan por una frecuencia V < 60 l.p.m.
- Bradicardia sinusal: RS a < 60 l.p.m.; inadecuada si persistente o interfiere en la vida diaria del paciente.
- Pausa sinusal: RS, intervalos PP irregulares por pausa sin cadencia.
- BAV:
  - 1.er grado: PR prolongado > 0,2 s, con conducción AV 1:1.
  - 2.º grado:
    - Mobitz de tipo I o Wenckebach: el PR aumenta progresivamente con cada latido, hasta que una onda P falla en conducirse; después el PR vuelve al valor inicial.
    - Mobitz II: sin prolongarse el PR, súbitamente deja de conducir un QRS.
  - 3.er grado o completo: actividad A independiente de la V.
- MG:
  - PICC con SG al 5 % a 7 got./min (21 mL/h).
  - O_2 si se precisa.
  - Monitorización continua del ritmo, la FC, la PVC y la $SatO_2$.
  - ECG de 12 derivaciones y tira de ritmo.
  - Sondaje vesical y diuresis horaria.

- **Tto.**:
  - Atropina: 0,5-1 mg en bolo i.v., que puede repetirse cada 5 min, hasta una frecuencia V que permita la estabilidad hemodinámica del paciente o una dosis máx. de 3 mg. SOS contral en BAV de 2.º grado de tipo II y de 3.er grado con ritmo de escape V.
  - Ausencia de respuesta a la atropina, BAV de 2.º grado de tipo II o BAV de 3.er grado con ritmo de escape V:
    - Marcapasos transcutáneo.
    - Si no se dispone del anterior, y hasta la colocación de un marcapasos definitivo, isoprenalina o, en su defecto, adrenalina.

CRISIS HIPERTENSIVA

- HTA: TAS ≥ 140 mm Hg o TAD ≥ 90 mm Hg en 3 ocasiones con, al menos, 1 sem. de intervalo o, en alguna ocasión, TAS ≥ 210 mm Hg o TAD ≥ 120 mm Hg.
- PC: Rx de tórax, ECG.
- **Urgencia hipertensiva**: tto. por v.o. para reducir la TAS hasta 160 mm Hg y la TAD hasta 100 mm Hg:
  - Alprazolam (0,5 mg).
  - Captopril (25 mg), labetalol (100 mg), furosemida (40 mg), amlodipino (5 mg), atenolol (50 mg), losartán (50 mg), doxazosina (4 mg): repetir en 30 min si se precisa.
- **Emergencia hipertensiva**: afectación de órganos diana, requiere tto. i.v., para en 2 h reducir la TAS hasta 160 mm Hg y la TAD hasta 100 mm Hg.
  - HTA maligna y encefalopatía hipertensiva: nitroprusiato sódico.
  - ACV: labetalol o urapidil.
  - EAP: NTG + furosemida.
  - SCA: NTG.
  - Disección aórtica: labetalol.
  - Eclampsia: labetalol o hidralazina.

FA

- Ausencia de ondas P, sustituidas por ondulaciones de la línea base (ondas f).
- PC: H, C, BQ (GUCI, TNIH si hay dolor torácico), GA si la $SatO_2$ < 90 %, Rx de tórax.
- MG: ≈ bradiarritmias.
- **Tto.**:
  - Estabilización hemodinámica.
  - Control de la RVL (< 60 l.p.m.): marcapasos permanente.

- Control de la RVR (> 100 l.p.m.):
  - IC: digoxina de elección. Si tras 0,75 mg no se controla, continuar con dosis de mantenimiento y se añade un 2.º fármaco por v.o. (verapamilo, diltiazem o metoprolol), o se sustituye por amiodarona.
  - No IC: β-bloqueante cardioselectivos (metoprolol) o calcioantagonistas (verapamilo, diltiazem).
  - Amiodarona: I si contral o refractariedad al resto de fármacos. Solo en la fase aguda.
- Control del ritmo (cardioversión):
  - CEU si hay inestabilidad hemodinámica o FA con RVR de < 48 h de duración sin respuesta a fármacos.
  - CEE si hay FA con RVR de duración desconocida o > 48 h. Precisa anticoagulación ≥ 3 sem. de antelación.
  - CF:
    - Sin cardiopatía estructural ni IC: flecainida o propafenona.
    - Con cardiopatía estructural, pero sin IC: dronedarona.
    - Con cardiopatía estructural leve-moderada e IC de grado I-II de la NYHA: vernakalant.
    - IC o contral de fármacos previos: amiodarona.
- Si el paciente no está anticoagulado:
  - FA valvular: acenocumarol de forma permanente para mantener el INR entre 2,5 y 3,5.
  - FA no valvular:
    - < 48 h: dosis única de 100 UI/kg de HBPM s.c.; si revierte, tto. crónico.
    - > 48 h o duración desconocida: acenocumarol o nuevos ACO para mantener el INR entre 2 y 3, desde 3 sem. antes hasta 4 sem. después de la cardioversión; si revierte, tto. crónico.
    - Tto. crónico: indicación y fármacos según el riesgo tromboembólico y hemorrágico.

DISECCIÓN AÓRTICA

- Clínica: dolor brusco y desgarrador que se desplaza con la progresión de la disección, cortejo vegetativo, síncope, disnea, debilidad (hemiplejia y/o paraplejia), masa pulsátil, disociación de pulsos y TA, *shock*.
- PC: H, C, BQ, ECG (ɖ IAM), Rx de tórax (ensanchamiento mediastino), ETT.
- MG:
  - O_2, monitorización de la PVC.
  - Pruebas cruzadas y sangre en previsión.
  - SG 5 % a 7got/min (21ml/h).

- **Tto.**: prioritario el control de la TA y la FC.
  - Cloruro mórfico.
  - Labetalol: de elección, aunque no haya dolor ni HTA sistólica. Objetivo: FC de 60 l.p.m.
  - Calcioantagonistas (diltiazem, verapamilo): si los β-bloqueantes están contraI.

IC

- Clínica: ICI (fatiga, disnea, ortopnea, taquipnea, crepitantes inspiratorios bilaterales, EAP), ICD (edemas en los MMII, IY).
- PC: H, C, BQ (GUCI, BNP < 100 pg/mL casi descarta y > 500 pg/mL confirma dx de IC, digoxinemia si se sospecha intoxicación), ECG, Rx de tórax (redistribución vascular hacia los campos superiores, líneas B de Kerley, derrame pl., cardiomegalia), GA, ETT (si hay descompensación aguda grave o IC *de novo* para ɖ cardiopatía estructural).
- MG:
  - Ctes.: TA, FC, FR, diuresis, SatO_2.
  - Reposo en cama incorporada.
  - PICC con SG al 5 % de mantenimiento (21 mL/h).
  - O_2 si la SatO_2 < 90 %: al 50 % con VK, MR al 100 % si se precisa, al 24 % si hay EPOC o retención de CO_2. CPAP si presenta disnea con agotamiento.
- **Tto.**:
  - IECA o ARA2.
  - Furosemida: 40 mg i.v. primero y después 20 mg/6 h i.v.
  - Cloruro mórfico (amp. de 10 mg): $^{1}/_{3}$ de la amp. i.v. si hay disnea intensa, que se puede repetir cada 5-10 min. ContraI en la enfermedad pulmonar grave.
  - HBPM en dosis profilácticas.
  - Si son refractarios o hay inestabilidad hemodinámica: inotrópicos (dopamina o dobutamina) ± vasodilatadores (NTG).
  - FA rápida o miocardiopatía dilatada sintomática: digoxina.
- **EAP**:
  - TAS de 90-160 mm Hg: pueden administrarse NTG, furosemida, morfina, digitálicos, dopamina y dobutamina.
  - Añadir captopril en 25 mg s.l. si la TAS > 160 mm Hg o la TAD > 110 mm Hg pese a haber administrado NTG y furosemida.
  - TAS < 80 mm Hg: contraI NTG y dobutamina, precaución con la furosemida, indicar dopamina y, si es refractario, administrar noradrenalina.

ISQUEMIA ARTERIAL DE LAS EXTREMIDADES

- La embolia (bifurcación femoral y trifurcación poplítea) y la trombosis arterial aguda (femoropoplítea) son las causas + fr.
- Clínica (**5P**): dolor (***p****ain*), ausencia de **p**ulso, **p**alidez, **p**arestesias y **p**arálisis (signo grave tras 4-6 h de isquemia).
- PC: H, C, BQ (GUCI, CK), GA (si > 6 h de isquemia o enfermedad asociada), ECG, Rx de tórax, ECO Doppler.
- MG:
  - Cama en posición semisentada con la extremidad afectada en moderado declive.
  - GS: 2000 mL/d.
- **Tto.**:
  - Analgesia.
  - Pentoxifilina: 1200 mg/12 h i.v. (4 amp. en 500 mL de SF a 15 gct./min = 45 mL/h).
  - HBMP o fondaparinux.
- Valoración por CCV:
  - Revascularización quirúrgica urgente (con o sin fibrinólisis intraarterial directa) si hay dolor en reposo, pérdida sensitiva y/o debilidad muscular.
  - Amputación si hay anestesia, parálisis (rigidez) y ausencia de señal Doppler (arterial y venosa).

PERICARDITIS AGUDA

- Dx (≥ 2 de los siguientes):
  - Dolor torácico típico: retroesternal, irradiado a cuello y escápula, punzante u opresivo, aumenta con la tos e inspiración, mejora sentado e inclinado hacia delante.
  - Roce pericárdico.
  - ECG: ↑ difusa del segmento ST con concavidad hacia arriba; depresión del segmento PR.
- PC:
  - AS: H, C, BQ (GUCI, CK, CK-MB, TNIH y PCR).
  - ETT: si hay duda dx, cardiomegalia o inestabilidad hemodinámica que sugiera taponamiento (hipo-TA, IY, tonos cardíacos apagados).
- Et.: idiopáticas o virales las + fr.
- **Tto.**:
  - AINE.
  - PD en dosis de 60 mg/d × 7 d, con reducción posterior, si hay refractariedad a los AINE o es recidivante.
  - Colchicina en dosis de 1 mg/d por v.o. si es recidivante.
  - Taponamiento: SF, inotrópicos, pericardiocentesis.

SCA

- La CI puede manifestarse como:
  - AE: transitoria, por ↑ de la demanda miocárdica de O_2.
  - SCA: ↓ o interrupción del flujo sanguíneo coronario.
  - SCACEST: ↑ persistente del ST > 20 min.
    - IAM con ↑ del ST.
  - SCASEST:
    - AI: en reposo o mínimo esfuerzo, de esfuerzo de reciente comienzo (< 2 meses), progresiva, prolongada (> 20 min), angina de Prinzmetal, post-IAM (entre 1 y 15 d).
    - IAM sin ↑ del ST.
- El dx de IAM (necrosis aguda del miocardio) requiere la detección de un ↑ de TNIH + ≥ 1: síntomas isquémicos, ondas Q patológicas, ↑ o ↓ ST, prueba de imagen de nueva pérdida de miocardio viable o anomalía de la motilidad regional de la pared, identificación de un trombo coronario.
- La presencia de un BRI completo con clínica compatible debe ser tratado como SCACEST.
- Dolor coronario:
  - Típico: retroesternal (opresivo, puede irradiarse, súbito, cortejo vegetativo) + provocado por ejercicio o estrés + mejora con reposo o NTG.
  - Atípico o probable: cumple solo 2 de los 3 criterios anteriores, dolor epigástrico, torácico transfixiante y disnea reciente.
  - No probable: cumple 1 o ningún criterio. SOS en DM o ancianos, el dolor puede estar ausente.
- PC:
  - H, C, BQ (GUCI, dímero D, BNP), GA si $SatO_2$ < 90 % (no realizar si se prevé fibrinólisis).
  - Rx de tórax.
  - ECG seriados: aun sin dolor (3, 6 y 24 h), y si hay recurrencia del dolor y tras control de este.
  - Control de las enzimas de necrosis miocárdica: TNIH, CK-MB.
- MG:
  - NTG en dosis de 0,8-1 mg s.l. cada 5 min hasta que ceda el dolor torácico o hasta un máx. de 3 mg.
  - Monitorización continua del ritmo, la FC, la PVC, la $SatO_2$.
  - ECG de 12 derivaciones y tira de ritmo.
  - Sondaje vesical y diuresis horaria.
  - PICC con SG 5 % a 7 got./min (21 mL/h).
  - O_2 si la $SatO_2$ < 90 %: al 50 % con VK, MR al 100 % si se precisa, GN al 24 % si hay EPOC o retención de CO_2. La O_2 debe mantenerse mientras persista el dolor, aunque se haya corregido la $SatO_2$. CPAP o BiPAP si se precisa, previa a IOT.

SCASEST

- Valoración del riesgo isquémico mediante la escala TIMI (http://www.samiuc.es/timi-risk-score-scasest/).
- Valoración del riesgo hemorrágico mediante la escala CRUSADE (http://www.samiuc.es/crusade-bleeding-score/).
- ECG y TNIH en el momento de la atención:
  - 1.ª TNIH < 3 ng/L (negativa) y evolución:
    - > 3 h: ɖ IAM.
    - < 3 h: hacer 2.ª TNIH a las 3 h.
  - 1.ª TNIH de 3-58 ng/L, hacer 2.ª TNIH a las 3 h:
    - Δ < 50 % y < 58 ng/L: ɖ IAM.
    - Δ ≥ 50 % o ≥ 58 ng/L: confirma IAM.
    - En casos dudosos: considerar 3.ª TNIH.
  - 1.ª TNIH de 58-290 ng/L, hacer 2.ª TNIH a las 3 h:
    - Δ < 20 %: ɖ IAM.
    - Δ ≥ 20 %: confirma IAM.
  - 1.ª TNIH ≥ 290 ng/L: confirma IAM.
- **Tto.**:
  - Cloruro mórfico:
    - Dosis inicial de 2 mg/min (diluir 1 amp. en 9 mL de SF = 1 mg/mL): 2 mL/min i.v., hasta que desaparezca el dolor o hasta una dosis máx. total de 10 mg; trascurridos 10 min, si el paciente sigue con dolor, repetir la dosis mencionada.
    - SOS sustituir por petidina si hay IAM inferior, vagotonía o BAV.
    - En pacientes sin VVP y disnea intensa, administrar $^1/_3$ amp. s.c.
  - NTG i.v.:
    - I si hay dolor persistente tras 3 comp. s.l. de NTG, o sin dolor con IAM con IC, IAM de cara anterior extenso o isquemia persistente con HTA.
    - Contral si hay IAM inferior, IAM del VD, FC > 110 l.p.m., TAS < 90 mm Hg, FC < 50 l.p.m., hipersensibilidad a nitratos, miocardiopatía hipertrófica obstructiva, pericarditis constrictiva o taponamiento, HTIC o inhibidores de la 5-fosfodiesterasa.
    - Dosis inicial de 10 μg/min; para ello, diluir 15 mg (3 amp. de 5 mL) en 250 mL de SG al 5 % a 3 got./min (9 mL/h), y ↑ de 3 en 3 got./min cada 5-10 min hasta la desaparición del dolor, TAS < 90 mm Hg o hasta una dosis máx. de 200 μg/min (70 got./min o 210 mL/h).
  - Tto. antiagregante: AAS + ticagrelor (mejor perfil de seguridad) o prasugrel (mayor riesgo hemorrágico) o clopidogrel.
    - AAS en dosis inicial de 300 mg por v.o., y después 100 mg/d por v.o. Si se toma en casa, no se administra la dosis de carga, solo su pauta habitual (ver si lo ha tomado ya en casa o en la ambulancia).

    - Ticagrelor en dosis inicial de 180 mg por v.o., luego 90 mg/12 h por v.o. I si hay alteraciones en el ECG, TNIH+ y riesgo de sangrado moderado o bajo. En pacientes que no cumplan estos criterios, se usa clopidogrel.
    - Prasugrel en dosis inicial de 60 mg por v.o., luego 10 mg/d por v.o. (5 mg/d si el paciente tiene > 75 años o pesa < 60 kg).
    - Clopidogrel en dosis inicial de 300 mg por v.o., y después 75 mg/d por v.o. Si se toma en casa, no se administra la dosis de carga, solo su pauta habitual (ver si lo ha tomado ya en casa o en la ambulancia).
  - Pantoprazol en dosis de 40 mg/d i.v. o ranitidina en dosis de 150-300 mg/12-24 h i.v.
  - Tto. anticoagulante: fondaparinux en dosis de 2,5 mg/d s.c. (no usar si se prevé ACTP) o enoxaparina en dosis de 1 mg/kg s.c. (ajustar a la función renal; ver si toma acenocumarol/ACO).
  - IECA en AI + ICC.
  - β-bloqueantes en dosis bajas (atenolol, metoprolol), si no hay contral.
  - Estatinas.
  - ACTP: si muy ↑ riesgo isquémico antes de 2 h, ↑ riesgo en menos de 24 h y riesgo intermedio en 72 h.

SCACEST

Iniciar **terapia de reperfusión**, sin necesidad de esperar a los resultados de TNIH.

- Centros con hemodinámica: ACTP lo más precozmente posible.
- Centros sin hemodinámica: si no hay posibilidad de traslado para ACTP en 120 min, realizar fibrinólisis (a ser posible, antes de 30 min desde el dx).

SÍNDROME VARICOSO

Úlcera

- Dx≠:
  - Arterial: borde plano, no sangrante, sobre prominencias óseas, pulsos débil o ausente, dolor importante que aumenta con el decúbito, piel atrófica, ↓ Tª.
  - Venosa: borde excavado, fondo granulomatoso, sangrante, pulsos conservados, dolor moderado que se alivia con el decúbito, prurito, edema, piel roja, caliente y eccematosa.
- Tto.:
  - Úlcera limpia:
    - Compresión, limpieza y cicatrización (medio húmedo).
    - Pentoxifilina ± sulodexida, si la úlcera es venosa.

- Úlcera infectada:
  - Desbridamiento, lavado, cambios diarios de apósitos de povidona yodada e hidrocoloides.
  - Cloxacilina en dosis de 500 mg/6 h por v.o. × 7 d.
  - Clostridiopeptidasa con o sin neomicina: 1 aplicación diaria.
- Úlcera necrótica: desbridamiento quirúrgico, clostridiopeptidasa, apósito aspiración continua.

Varicorragia

- Extremidad elevada a 90°, apósito estéril con vendaje compresivo, AINE.
- Colección serohemática subcutánea:
  - Heparina sódica tópica o pentosano polisulfato sódico: 1 aplicación cada 8 h.
  - Desbridamiento quirúrgico si es fluctuante.

TAQUIARRTIMIAS

- Se caracterizan por una frecuencia V > 100 l.p.m.
- Si no se identifica la arritmia, considerar origen SV si el QRS es estrecho (< 0,12 s) y V si el QRS es ancho (> 0,12 s), cardiopatía de base o se desconoce la duración del QRS fuera de la taquicardia.
- MG: ≈ bradiarritmias.
- **TS**:
  - RS a > 100 l.p.m.
  - Identificar y tratar la causa responsable (ansiedad, dolor, infección, fiebre…).
  - Propanolol: 10 mg/8 h por v.o.
- **TPSV**:
  - Ritmo regular entre 140 y 220 l.p.m.; con ondas P anormales (≠ a las sinusales) y superpuestas a las ondas T; QRS estrecho, con frecuencia similar a la A.
  - Maniobras de Valsalva: mejoría en el 45-50 % de los casos.
  - Si se presenta ineficacia, adenosina en bolos secuenciales cada 5 min de 6 mg, 12 mg y 12 mg, según la respuesta.
  - CEU si el paciente es refractario, toma de dipiridamol o contral para adenosina.
- **Aleteo (*flutter*) A**:
  - Ausencia de ondas P, sustituidas por ondas que distorsionan la línea basal en forma de dientes de sierra (ondas F).
  - Tto.: ≈ a la FA.

- **TV**:
  - ≥ 3 contracciones V prematuras, monomorfa (misma morfología del QRS) o polimorfa, sostenida (duración > 30 s) o no.
  - No sostenida: metoprolol o propanolol por v.o. y, si no responde, indicar amiodarona por v.o.
  - Sostenida: requiere CEU; SOS contral si hay intoxicación digitálica.

TVP

- Clasificación:
  - Proximal (más sintomática, y con mayor riesgo de progresión a TEP): venas ilíacas (interna y externa), femorales (común, profunda y superficial), poplíteas.
  - Distal: venas gemelares, tronco tibioperoneo, tibiales y sóleas.
- Clínica:
  - Dolor e impotencia funcional, edema, calor, eritema local, signo de Homans (dolor gemelar a la dorsiflexión del pie).
  - Flegmasia cerúlea y *alba dolens* (obstrucción completa del sistema iliofemoral hasta la bifurcación de la cava): importante edema de toda la extremidad hasta la región inguinal, *shock* hipovolémico y afectación arterial.
- PC según la probabilidad clínica:
  - Si es alta, realizar ECO.
  - Si no es alta, efectuar determinación del dímero D, y si es > 500 ng/mL, realizar ECO.
- Ingreso hospitalario: TVP proximal, recidivante, comorbilidad, obesidad, embarazo, alto riesgo de complicaciones con tto. anticoagulante.
- MG:
  - Compresión solo si hay dolor y edema importante. Deambulación precoz cuando sea posible.
  - GS: 2000 mL/d.
- **Tto.**:
  - Analgesia.
  - HBPM + acenocumarol.
  - Fibrinolítico: solo si hay TEP grave con inestabilidad hemodinámica o TVP de las venas ilíacas con < 3 d de evolución y con gangrena inminente pese al tto. anticoagulante correcto.

TVS

- Afecta a territorios superficiales, fr. en pacientes con insuficiencia venosa crónica (sobre todo, la safena interna), con presencia de cordones venosos endurecidos, dolorosos a la palpación y calientes.

- MG: vendaje compresivo, AINE.
- Tto. anticoagulante:
  - Dosis profilácticas de HBPM o fondaparinux en dosis de 2,5 mg/d s.c., × 45 d si la TVS tiene ≥ 5 cm de longitud, de venas por encima de la rodilla, especialmente, si afecta a la vena safena mayor, con síntomas graves, antecedentes de ETEV o TVS recurrentes, neoplasia activa o antecedente de IQ.
  - Dosis terapéuticas de HBPM o fondaparinux s.c., × 30 d, si hay trombosis de la totalidad de la safena interna varicosa.
- ATB por v.o. × 7 d si hay signos de linfangitis: cloxacilina, clindamicina, amoxicilina-ácido clavulánico o fenoximetilpenicilina.
- IQ si la trombosis afecta a la totalidad de un paquete varicoso u ocupa la totalidad de la safena interna varicosa.

BIBLIOGRAFÍA

Collet JP, Thiele H, Barbato E, Barthélémy O, Bauersachs J, Bhatt DL, *et al.* ESC Scientific Document Group. 2020 ESC Guidelines for the management of acute coronary syndromes in patients presenting without persistent ST-segment elevation. Eur Heart J. 2020;ehaa575.

Dan GA, Martínez-Rubio A, Agewall S, Boriani G, Borggrefe M, Gaita F, *et al.* ESC Scientific Document Group. Antiarrhythmic drugs-clinical use and clinical decision making: a consensus document from the European Heart Rhythm Association (EHRA) and European Society of Cardiology (ESC) Working Group on Cardiovascular Pharmacology, endorsed by the Heart Rhythm Society (HRS), Asia-Pacific Heart Rhythm Society (APHRS) and International Society of Cardiovascular Pharmacotherapy (ISCP) [published correction appears in Europace. 2018;20(5):738]. Europace. 2018;20(5):731-2an.

de Almeida MJ, Guillaumon AT, Miquelin D, Joviliano EE, Hafner L, Sobreira ML, *et al.* Guidelines for superficial venous thrombosis. J Vasc Bras. 2019;18:e20180105.

Jameson JL, Longo DL, Fauci AS, Kasper DL, Hauser SL, Loscalzo J. Harrison. Manual de Medicina Interna. 20ª ed. Madrid: McGraw-Hill Interamericana; 2019.

Jiménez-Murillo L, Montero-Pérez FJ. Medicina de urgencias y emergencias. Guía diagnóstica y protocolos de actuación. 6ª ed. Madrid: Elsevier; 2018.

McNamara N, Ibrahim A, Satti Z, Ibrahim M, Kiernan TJ. Acute pericarditis: a review of current diagnostic and management guidelines. Future Cardiol. 2019;15(2):119-26.

Moreno Villares JM. Manual de diagnóstico y terapéutica médica. Hospital universitario 12 de octubre. 8ª ed. Madrid: MSD; 2016.

Thygesen K, Alpert JS, Jaffe AS, Chaitman BR, Bax JJ, Morrow DA, *et al.* Grupo Ejecutivo en representación del Grupo de Trabajo de la Sociedad Europea de Cardiología (ESC)/American College of Cardiology(ACC)/American Heart Association(AHA)/World Heart Federation (WHF) para la Definición Universal del Infarto de Miocardio. Consenso ESC 2018 sobre la cuarta definición universal del infarto de miocardio. Rev Esp Cardiol. 2019;72(1):72.e1-e27.

Digestivo

5

M.ª V. Irigoyen Oyarzabal, A. Nieto González y M.ª C. Ordoñez Cañizares

PUNTOS CLAVE

- El diagnóstico diferencial del abdomen agudo incluye entidades nosológicas no solo digestivas, sino también pulmonares, cardiovasculares, endocrinometabólicas, oncohematológicas, genitourinarias, infecciosas y reumatológicas.
- La causa más frecuente de diarrea es la GEA y, en su manejo inicial, no se recomienda el uso de ATB empírica, ya que incrementa el riesgo de colitis por *Clostridium difficile* y porque la mayoría de los episodios son autolimitados y causados por virus.

ABDOMEN AGUDO

- Dolor abdominal importante de inicio reciente que puede requerir IQ urgente.
- Anamnesis: AP, tiempo de instauración, tipo de dolor (cólico: obstrucción de víscera hueca; continuo: procesos inflamatorios, isquemia, perforación), intensidad, localización, Δ en sus características, vómitos, alteración habito intestinal, ictericia-coluria-acolia (patología de la vía biliar), fiebre, clínica urológica y/o ginecológica.
- EF: actitud y posición del paciente, inspección, masas/megalias y signos dolorosos a la palpación (Blumberg: al soltar rápidamente tras comprimir, en la FID sugiere apendicitis; Murphy: con la inspiración profunda en el hipocondrio derecho, sugiere colecistitis), auscultación (RHA ausentes sugiere íleo paralítico; ↑, GEA; metálicos, oclusión intestinal), percusión (timpanismo indica gas; matidez en los flancos que cambia con la postura, ascitis), tacto rectal, pulsos.
- PC según la sospecha:
  - AS: H, C, BQ (GUCI, perfil hepático, amilasa, BRB, troponina), PCR, PCT, GV.
  - Orina. Prueba de embarazo.
  - ECG.

- Rx de tórax y abdomen (desaconsejada de forma sistemática por su bajo rendimiento): neumoperitoneo si hay perforación, niveles hidroaéreos si hay oclusión.
- ECO de abdomen: colecistitis, abscesos, litiasis, aneurismas, líquido libre, embarazo ectópico.
- TC: patología retroperitoneal y vascular.

- Valoración inicial (ɖ criterios de gravedad): IQ reciente, fiebre, hemorragia digestiva franca, ingesta de cuerpos extraños o caústicos, síncope o ↓ consciencia, signos de hipoperfusión, hipo-TA, FR > 30 r.p.m., FC > 100 l.p.m., masa pulsátil o herniación dolorosa, RHA ausentes o metálicos, peritonismo difuso, embarazo.
- **Tto.**:
  - MG:
    - Ctes., dieta absoluta, PICC con GS en dosis de 3.000 mL/d, SNG y/o vesical, O_2.
    - Analgesia: no retrasa ni afecta a la exactitud dx.
    - Antieméticos.
  - ATB según el dx y tras la I de IQ.
  - IQ: perforación, septicemia e inestabilidad hemodinámica refractaria, isquemia mesentérica, patología quirúrgica.

ASCITIS

- Acumulación > 200 mL de líquido serofibrinoso libre en la cavidad peritoneal.
- Cirrosis: es su et. + fr.
- EF: distensión abdominal, matidez desplazable, oleada ascítica.
- PC:
  - AS: H, C, BQ (GUCI, perfil hepático), GA (si hay ascitis a tensión con disnea o derrame pl.).
  - Orina, Rx de tórax y abdomen, ECG.
  - Paracentesis dx:
    - No realizar si no es a tensión, TP < 50 % o plaq. < 10.000/µL.
    - I si 1.er episodio, fiebre y/o leucocitosis, encefalopatía hepática.
    - Celularidad (fórmula y recuento), p. totales y albúmina, cultivo.
    - Técnica: punción perpendicular a la pared en el hemiabdomen inferior izquierdo, entre el tercio medio y distal entre el ombligo y la espina ilíaca anterosuperior.
- **Tto.**:
  - Dieta hiposódica. Restricción hídrica solo si hay hiponatremia importante.

- Combinación de diuréticos por v.o.:
  - Espironolactona: 100 mg/12-24 h, hasta un máx. de 100 mg/6 h.
  - Furosemida: 40 mg/d, hasta un máx. de 40 mg/6 h.
- Paracentesis evacuadora:
  - I si es a tensión o refractaria a diuréticos.
  - Administrar 1 vial de albúmina al 20 % por cada 1,5 L evacuados (como máx. evacuar 7-8 L).
  - Profilaxis de la peritonitis bacteriana espontánea con norfloxacino en dosis de 400 mg/d × 10 d.

ENCEFALOPATÍA HEPÁTICA

- Deterioro neuropsiquiátrico provocado por tóxicos intestinales no depurados por el hígado.
- Sucede en pacientes con hepatopatía, aunque no sea conocida, siendo prioritario el control del factor desencadenante: HDA, IR, infección, estreñimiento, T-he, alcohol y fármacos depresores del SNC, diuréticos.
- AS: H, C, BQ (GUCI, perfil hepático), GV, amonio (si hay alta sospecha en ausencia de hepatopatía).
- MG:
  - Ctes., incluida la diuresis (sondaje vesical).
  - Dieta normoproteica. SNG si hay alteración del estado de consciencia.
  - Sueroterapia: 2.000 mL/d, alternando SF y SG al 10 % (prevención de hipoglucemias).
  - Valorar O_2.
- **Tto.**:
  - Lactulosa: 20 g/8 h; o lactitol: 20 g/8 h por v.o..
  - Enemas de limpieza con lactulosa: 100 mg/12 h, añadiendo 150 mL de lactulosa a 350 mL de agua.
  - Rifaximina: 400 mg/8 h o 550 mg/12 h por v.o., si es crónica.

GEA

- Aumento del nº de deposiciones (> 3/d) y/o heces excesivamente líquidas × < 2 sem. producida por un µorg. o sus toxinas.
- Es la causa + fr de diarrea. Dx≠: fármacos, tóxicos, endocrinometabólicas, EIIC, alergia o intolerancia alimenticia.
- Clínica:
  - No inflamatoria (enterotoxinas): heces acuosas abundantes, sin sangre ni moco, dolor cólico sin tenesmo rectal, a veces febrícula.

  - Inflamatorias (citotoxinas o µorg. enteroinvasivos): heces poco voluminosas, con productos patológicos (sangre o pus), dolor hipogástrico, fiebre y tenesmo rectal.
- **Tto.**:
  - Rehidratación:
    - Casos leves: Sueroral®.
    - Casos moderados-graves (intolerancia oral o signos de deshidratación):
      - Dieta absoluta.
      - Ringer lactato i.v. a 30 mL/kg en la 1.ª h, 40 mL/kg en las 2 h siguientes, 100 mL/kg·d de mantenimiento. Ajustar según las deposiciones, y añadir K según se precise.
      - Tras las primeras 24 h, si no hay vómitos, se instaura progresivamente la rehidratación oral, seguida de dieta blanda y astringente.
  - Antidiarreicos:
    - I si hay un importante número de deposiciones a pesar de la dieta absoluta y la rehidratación.
    - SOS en diarrea inflamatoria (no usar en monoterapia, sólo sí ATB concomitante).
    - Loperamida en dosis de 4 mg inicialmente, seguida de 2 mg tras cada deposición, hasta un máx. de 16 mg/d. Una alternativa con menos estreñimiento posterior es el racecadotrilo.
  - Antieméticos, antitérmicos, analgésicos.
  - ATB empírica:
    - No se recomienda su uso rutinario.
    - I: diarrea inflamatoria, fiebre > 38,5 °C, MEG, deshidratación, > 1 sem., > 65 años, ID, diarrea del viajero moderada-grave.
    - Se recomienda ciprofloxacino en dosis de 500 mg/12 h, rifaximina en dosis de 200 mg/8 h o TMP/SMT en dosis de 160/800 mg/12 h × 3 d por v.o.
    - Si hay sospecha de colitis pseudomembranosa grave por *Clostridium difficile*, metronidazol en dosis de 500 mg/8 h × 10 d por v.o.

HDA

- Punto sangrante entre el esfínter esofágico superior y el ángulo de Treitz.
- Et.: úlcera péptica, lesiones agudas de la mucosa gástrica, varices esofágicas, esofagitis y s. de Mallory-Weiss.
- Dx≠ entre HDA (hematemesis, melenas) y baja (hematoquecia, rectorragia). Siempre realizar tacto rectal.

- PC:
  - AS: ↑ urea × 2-3 LSN con Cr N, o urea/Cr > 100 sugieren HDA.
  - Endoscopia digestiva alta: dx y terapéutica.
- MG:
  - Dieta absoluta.
  - SNG a bolsa para la cuantificación de la hemorragia.
  - PICC: cargas de 300 mL de SF para mantener la TAS > 100 mm Hg y la diuresis > 30 mL/h.
  - Postura: semiincorporado, Trendelenburg si hay shock, decúbito lateral izquierdo si hay vómitos.
  - O_2.
  - 2-4 CH en previsión.
  - Metoclopramida en dosis de 10 mg/8 h i.v., si hay náuseas o vómitos.
  - Enemas de limpieza diarios.
- Varices esofágicas:
  - Terlipresina: 1-2 mg/4 h i.v. según el peso hasta conseguir 2 d sin sangrado; luego, 1 mg/4 h i.v. hasta el 5.º d (SOS en > 70 años y enfermedad cardiovascular).
  - Somatostatina: dosis inicial de 250 µg en bolo i.v., seguidos de una perfusión de 250 µg/h × 5 d (diluir 6 mg en 500 mL de SF a pasar a 7 got./min).
- Úlcera péptica o lesiones agudas de la mucosa:
  - Preferible un IBP a altas dosis en infusión i.v. continua frente a dosis estándar en bolo i.v.
  - Tto. erradicador *Helicobacter pylori* al alta.
- Hepatopatía crónica:
  - IBP en altas dosis en infusión i.v. continua.
  - Enemas de limpieza con lactulosa, y luego lactulosa o lactitol por v.o.
  - Corrección individualizada de la coagulación.
  - Profilaxis ATB con ceftriaxona en dosis de 1 g/d.

OBSTRUCCIÓN INTESTINAL

- Detención completa del tránsito intestinal > 24 h.
- Puede ser mecánica (obstáculo real) o funcional (íleo paralítico o espástico).
- Clínica: dolor cólico, vómitos (más abundantes y precoces cuanto más alta es la obstrucción), estreñimiento, distensión abdominal, raro peritonismo, generalmente timpanismo, RHA (↑ en fase de lucha de causa mecánica; ausencia desde el inicio en el íleo paralítico), fiebre (estrangulación, isquemia), tacto rectal (d impactación fecal, masas).

- PC:
  - AS: H, C, BQ (GUCI, amilasa).
  - Rx de tórax y abdomen (en bipedestación o decúbito lateral izquierdo).
- **Tto.**:
  - Obstrucción funcional:
    - Suspender la medicación que favorezca el estreñimiento.
    - Bromuro de metilnaltrexona s.c. si el estreñimiento es por opioides.
    - SNG: no se demostrado su utilidad en la resolución del cuadro, pero sí alivio sintomático y evita la broncoaspiración.
    - Sonda rectal: ayuda en la descompresión.
    - Sueroterapia: 2.500-3.000 mL/d, alternando SF y SG al 5 %.
    - ATB i.v. de amplio espectro solo si está evolucionada con sospecha de isquemia mesentérica: ceftazidima, cefepima, piperacilina-tazobactam o carbapenémico ± metronidazol si hay sospecha de anaerobios.
    - Neostigmina: 2 mg en bolo i.v. lento en 5 min; repetir en 24 h si hay recurrencia. I si el diámetro cecal es > 9 cm o refractario al tto. conservador en 24-48 h. Requiere monitorización de las ctes. y ECG, administrando atropina si hay bradicardia o hipo-TA. Contral: hipersensibilidad, bradicardia, IAM, peritonitis, obstrucción mecánica y urinaria.
    - IQ: si la dilatación cecal es > 9 cm, hay perforación o peritonitis.
    - Colonoscopia descompresiva: I si hay refractariedad al tto. y el paciente no es candidato a IQ.
  - Obstrucción mecánica:
    - SNG.
    - Sueroterapia y ATB ≈ a et. funcional.
    - IQ si procede.
    - Riesgo quirúrgico ↑ o sospecha de adherencias (post-IQ, carcinomatosis) valorar somatostatina u octreotida.

PANCREATITIS AGUDA

- Et. + fr.: litiasis biliar, alcohol.
- Dx si ≥ 2 criterios:
  - Dolor epigástrico agudo, intenso, persistente e irradiado a la espalda.
  - ↑ amilasa o lipasa × 3 LSN.
  - Hallazgos característicos en ECO o RM.
- MG:
  - Ctes., incluida la diuresis (sondaje vesical).

- Dieta absoluta, valorar SNG.
- PICC: 3.000 mL/d, alternando SF y SG al 5 %.
- Valorar O_2.

- **Tto.**:
  - Analgesia: metamizol magnésico, tramadol, fentanilo, petidina.
  - Corrección de los T-he y del EAB (suele existir hipo-K; administrar inicialmente 60 mEq/d).
  - Pantoprazol: 40 mg/d i.v.
  - Antieméticos.
  - HBPM en dosis profilácticas.
  - Meropenem: 1 g/8 h i.v., solo si hay sospecha de infección (nunca como profilaxis).

BIBLIOGRAFÍA

Jameson JL, Longo DL, Fauci AS, Kasper DL, Hauser SL, Loscalzo J. Harrison. Manual de Medicina Interna. 20ª ed. Madrid: McGraw-Hill Interamericana; 2019.

Jiménez-Murillo L, Montero-Pérez FJ. Medicina de urgencias y emergencias. Guía diagnóstica y protocolos de actuación. 6ª ed. Madrid: Elsevier; 2018.

Suárez-Pita D, Vargas-Romero JC, Salas Jarque J (eds.). Manual de diagnóstico y terapéutica médica. Hospital Universitario 12 de Octubre. 8ª ed. Madrid: MSD; 2016.

Endocrinología y trastornos hidroelectrolíticos

6

F. G. Jiménez Núñez, N. Mena Vázquez y A. Fernández Nebro

PUNTOS CLAVE

- Todo profesional que realice guardias médicas –independientemente de que sean de puerta, de observación o de encame– debe manejar con soltura los trastornos endocrinometabólicos, del equilibrio ácido-básico e hidroelectrolíticos.
- El conocimiento de dichas entidades nosológicas es importante por su prevalencia y posibilidad de comprometer la vida de los pacientes.

CAD

- Clínica: DM de tipo I con alteración del nivel de consciencia, aliento afrutado, hiperventilación, glucemia de 250-600 mg/dL, cetonemia > 0,6 mmol/L o cetonuria, AcM con AG ↑ (pH < 7,3, BiC < 15 mEq/L, AG > 14 mEq/L).
- PC:
  - AS con H (leucocitosis con neutrofilia), C, BQ (GUCI, lipasa sérica si la amilasa ↑ para ɖ pancreatitis).
  - GA.
  - Orina: EF-Na.
  - Rx de tórax, ECG.
  - Hemocultivos y urocultivo si hay fiebre.
- **MG**:
  - Dieta absoluta.
  - SNG si hay vómitos, dilatación gástrica aguda o riesgo de aspiración.
  - Ctes. horarias: TA, FC, FR, nivel de consciencia, sondaje vesical con diuresis, PVC, ACP.
  - Tª cada 8 h: no suele ↑, aun en presencia de infección.
  - Determinación horaria de glucemia, glucosuria y cetonemia/cetonuria hasta que la glucemia < 200 mg/dL y entonces realizar cada 6 h.
  - Balance hídrico, GV y BQ con Osm cada 2-4 h hasta la estabilización.

- **Reposición hídrica**:
  - Vel.:
    - Durante las primeras 2 h, SF: 1.000 mL/h.
    - Luego, según el DA calculado:
      - 1.º litros que reponer = 0,6 × peso (kg) × [(Na actual / 145 mEq/L) – 1].
      - 2.º sumar al 1.º las necesidades basales diarias (1.500-2.000 mL/d).
      - 3.º el 50 % de la Σ 1 + 2 se administra en las primeras 12 h (incluyendo la cantidad aportada en las primeras 2 h); el 50 % restante en las siguientes 12 h.
  - Tipo, según pasadas las 2 primeras h:
    - Glucemia > 200 mg/dL: continuar con SF.
    - Glucemia < 200 mg/dL: continuar con SG al 5 %: 500 mL/6 h.
- **Insulina**:
  - Bolo i.v. de insulina rápida en dosis de 0,15 UI/kg (≈ 10 UI), seguido de infusión i.v.
  - Glucemia > 300 mg/dL con K > 3,3 mEq/L: insulina rápida i.v. en infusión de 0,1 UI/kg·h (≈ 6 UI/h); se diluyen 50 UI de insulina rápida (vial de 10 mL con 100 UI/mL) en 500 mL de SF (0,1 UI/mL) a un ritmo de 20 got./min (60 mL/h).
  - Glucemia < 200 mg/dL: insulina rápida i.v. en infusión de 0,05 UI/kg·h; 30 mL/h de la dilución previa.
  - Glucemia N × 24-48 h y el paciente come: suspender la infusión i.v. de insulina 2 h después de iniciar la pauta de insulina basal-bolo-corrección s.c., administrando inicialmente el 80 % de la dosis calculada.
- **Cloruro potásico** (vial de 20 mL con 40 mEq):
  - K ≥ 5,5 mEq/L, [] desconocida: no administrarlo.
  - K = 3,3-5,5 mEq/L: 20 mEq/h (10 mL/h) diluidos en SF × las dos primeras h; después, según el K y la Cr, dosis entre 60 y 100 mEq/d.
  - K < 3,3 mEq/L: 40 mEq/h (20 mL) diluidos en cada litro de sol.; SOS no administrar insulina.
- **Sulfato magnésico** (amp. de 1,5 g): 1 amp. i.v. cada h, × las 2 primeras h, diluidos en SF, si el Mg < 1,8 mg/dL.
- **BiC**:
  - I si el pH < 7 o pH < 7,2 con hipotensión marcada o coma profundo.
  - Calcular el déficit de BiC (dos opciones):
    - Peso (kg) × 0,3 × EB (en valor absoluto).
    - Peso (kg) × 0,4 × (BiC deseado = 24 – BiC medido).
  - El resultado obtenido es = a la cantidad de mL de BiC sódico 1 M necesario (dilución comercial de 1 mEq/mL). De ella se administra la mitad en 30 min y se realiza una nueva gasometría a los 60 min

y, si el pH sigue siendo < 7 o < 7,2 con hipotensión o coma, realizar nuevo cálculo y reposición.
- No indicación de ATB o HBPM profiláctica.

DEPLECIÓN HIDROSALINA

- Deficiencia combinada de Na y H_2O; el término deshidratación, menos fL, debe reservarse para depleciones puras de agua, que cursan con hiper-Na.
- Et.:
  - ↓ ingesta.
  - ↑ pérdidas: diarrea, fiebre.
- PC:
  - AS: H (↑ Hto.), BQ (GUCI, p. y Osm; la urea ↑ proporcionalmente más que la Cr).
  - Orina: Na, K, urea y Cr.
    - Na_o < 20 mEq/L = pérdidas extrarrenales.
    - Na_o > 20 mEq/L = pérdidas renales, con EF-Na < 1 % (IR prerrenal).
  - GA: si es grave.
- **Tto.**:
  - **Leve-moderada sin intolerancia oral**:
    - 1 sobre de Sueroral® en 1 L de agua, ingesta mínima de 3 L.
    - Bebidas comerciales con electrólitos.
  - **Moderada con intolerancia oral**: SF en dosis de 3.000 mL/d.
  - **Grave**:
    - Medición de la PVC (PICC).
    - TA y diuresis horarias.
    - SF: 500-1.000 mL las 2 primeras h; posteriormente, 3.000 mL/d

DHHNC

- Clínica: DM de tipo II con alteración del nivel de consciencia, glucemia > 600 mg/dL, Osmp > 320 mOsm/L, cetosis – o + débil.
- PC: H (la leucocitosis neutrofílica no es sinónimo de infección; sospechar si hay desviación izquierda y fiebre), C, BQ (GUCI, amilasa CK, Osm), orina (sedimento, EF-Na), Rx de tórax (d neumonía), ECG (c IAM, T-he), hemocultivo y urocultivo si hay fiebre, GA (si la cetonemia > 0,6 mmol/L o hay cetonuria).
  - EF-Na = $(Na_O \times Cr_S / Na_S \times Cr_O) \times 100$.
    - Na_O y Na_S en mEq/L; Cr_O y Cr_S en mg/dL.
    - < 1 % = IRA prerrenal.
    - > 1 % = IRA renal.

  - Osmolaridad (mOsm/L) = 2 [Na + K] + [glucemia/18] + [urea/6]; Na y K en mEq/L; glucemia y urea en mg/dL.
- **MG**:
  - ≈ CAD.
  - Determinación horaria de glucemia, glucosuria y cetonemia/cetonuria hasta que la glucemia < 300 mg/dL y, entonces, realizar cada 8 h.
- **Reposición hídrica**:
  - Tipo:
    - Na > 150 mEq/L, TA N o HTA: SSh al 0,45 % × 2 h, luego SF al 0,9 %.
    - Na < 150 mEq/L o hipo-TA: SF al 0,9 %.
    - Glucemia < 300 mg/dL: GS.
  - Vel.:
    - Durante las primeras 2 h: 500-1.000 mL del líquido elegido (250-500 mL/h).
    - Luego según el DA calculado:
      - 1° litros que reponer = 0,6 × peso (kg) × [(Na actual / 145 mEq/l) – 1].
      - 2° sumar al 1° las necesidades basales diarias (1.500-2.000 mL/d).
      - 3° el 50 % de la Σ 1+2 se administra en las primeras 12-24 h (incluyendo la cantidad aportada en las primeras 2 h); el 50 % restante en las siguientes 24 h.
- **Insulina**:
  - Glucemia > 300 mg/dL con K > 3,3 mEq/L: insulina rápida i.v. en infusión de 0,1 UI/kg·h (≈ 6 UI/h): se diluyen 50 UI de insulina rápida (vial de 10 mL con 100 UI/mL) en 500 mL de SF (0,1 UI/mL) a un ritmo de 20 got./min (60 mL/h).
  - Glucemia < 300 mg/dL y Osm < 315 mOsm/L: insulina rápida i.v. en infusión de 0,05 UI/kg·h: 30 mL/h de la dilución previa.
  - Glucemia N × 24-48 h y el paciente come: suspender la infusión i.v. de insulina 2 h después de iniciar la pauta insulina basal-bolo-corrección s.c., administrando inicialmente el 80 % de la dosis calculada.
- **Cloruro potásico y sulfato magnésico** (≈ CAD).
- **BiC**:
  - No suele ser necesario, excepto si hay AcM de origen láctico con un pH < 7,20.
  - Calculo ≈ a CAD, administrándose la mitad en 30 min y realizándose una nueva gasometría a los 60 min y, si el pH sigue siendo < 7,20, realizar nuevo cálculo y reposición.
- **HBPM** y **ATB** profiláctica.

EAB

Conceptos y clasificación

- El EAB (pH N = 7,35-7,45) es el resultado del equilibrio entre la acidificación del medio por el metabolismo celular (H^+) y los mecanismos reguladores:
  - Sistemas tampón: los más rápidos en actuar, pero también los más fugaces. El más importante: H_2CO_3/HCO_3^-.
  - Sistema respiratorio: la hiper-V elimina CO_2.
  - Sistema renal: más lento, pero definitivo. Excreción de H^+ y HCO_3^-, con reabsorción de este último.
- Afectación mixta: sospechar si Δ > de lo esperado en P_aCO_2 y BiC, en relación con el proceso 1° (Tabla 6-1).
- Las respuestas compensatorias de los trastornos:
  - Metabólicos 1°:
    - Se instauran en 12-36 h.
    - P_aCO_2 no suele ↓ de 15 ni ↑ de 65 mm Hg.

Tabla 6-1. Alteraciones del equilibrio ácido-básico

	pH	Origen	Compensación	Respuesta esperada
Acidosis metabólica	↓	↓↓ HCO_3^-	Hiper-V (↓ P_aCO_2)	↓$_e P_aCO_2 = 1{,}2 \times \Delta [HCO_3^-]$
Alcalosis metabólica	↑	↑↑ HCO_3^-	Hipo-V (↑ P_aCO_2)	↑$_e P_aCO_2 = 0{,}9 \times \Delta [HCO_3^-]$
Acidosis respiratoria	↓	↑↑P_aCO_2	Retención renal de BiC (↑ HCO_3^-)	
Aguda				↑$_e HCO_3^- = 0{,}1 \times \Delta P_aCO_2$
Crónica				↑$_e HCO_3^- = 0{,}4 \times \Delta P_aCO_2$
Alcalosis respiratoria	↑	↓↓P_aCO_2	Eliminación renal de BiC (↓ HCO_3^-)	
Aguda				↓$_e HCO_3^- = 0{,}2 \times \Delta P_aCO_2$
Crónica				↓$_e HCO_3^- = 0{,}5 \times \Delta P_aCO_2$

Δ: delta o cambio; BiC:bicarbonato; e: esperada; HCO_3^-: bicarbonato; hiper-V: hiperventilación; hipo-V: hipoventilación; P_aCO_2: presión parcial de anhídrido carbónico.

   - Respiratorios 1º:
     - Tardan 2-5 d.
     - El HCO_3^- no suele ↓ de 10 ni ↑ de 40 mEq/L.
- AG = Na – (Cl + HCO_3^-) = 12 ± 3 mEq/L:
  - Representa aquellos aniones que normalmente no se miden.
  - Si hay hipoalbuminemia, ajustar la AG ↑ en 1 U por cada 4 U que ↓ la albúmina.
- Δ AG = (AG calculada – 12) – (24 – HCO_3^- medido): relaciona el ↑ AG y la ↓ BiC.
  - N (0 ± 6): AcM simple con AG ↑.
  - ↑ (> 6): AcM con AG ↑, asociada a AlM (identificar qué otro proceso está ↑ el BiC).
  - ↓ (< –6): AcM con AG ↑, asociada a AcM con AG N (identificar qué otro proceso está ↓ el BiC).

Dx

- Clínica: pueden cursar asintomáticos.
  - AcM: respiración de tipo Kussmaul.
  - AcR grave: ↓ consciencia.
  - AlR: espasmos carpopedales, parestesias en los labios, calambres y mareos.
- PC:
  - GA.
  - AS: H, BQ (GUCl, CK).
  - Orina: sedimento, Na, K, Cl.
  - Rx de tórax y ECG.

Causas

AcM

- AG ↑ (Cl N): las + fr.
  - ↑ producción ácidos: láctica (hipoxia), cetoacidosis (DM, alcohol, ayuno).
  - ↓ eliminación ácidos: IR.
- AG N (Cl ↑): administración de Cl, pérdidas gastrointestinales de BiC, ATR, acetazolamida.

AlM

- Salino-sensibles: Cl_o < 10 mEq/L.
  - Pérdidas de ácidos: vómitos, aspiración nasogástrica, diuréticos.
  - Aporte de álcalis: antiácidos, postransfusional, diálisis.

- Salino-resistentes: Cl_o > 10 mEq/L.
  - TA N: diuréticos.
  - HTA: exceso de MC.

AcR

Alteraciones de la vía aérea, enfermedades pulmonares y de la caja torácica, trastornos neuromusculares, depresión del SNC.

AlR

Neurosis histérica, ansiedad.

Tto.

MG

- Ctes. por turnos.
- SF a 21 mL/h, mientras se estudia la et.
- Si la AcM es grave monitorizar la FC y el ECG.

AcM

Bicarbonato sódico 1 M:

- Objetivo: pH > 7,2 y HCO_3^- < 22 mEq/L.
- I: pH < 7 en CAD, pH < 7,2 en acidosis láctica con *shock* o irritabilidad miocárdica, hipo-BiC grave (< 4 mEq/L) y acidosis hiperclorémica grave.
- Calcular el déficit de BiC (dos opciones):
  - Peso (kg) × 0,3 × EB (en valor absoluto).
  - Peso (kg) × 0,4 × (BiC deseado = 24 – BiC medido).
- El resultado obtenido es = a la cantidad de mL de BiC sódico 1 M necesaria (dilución comercial de 1 mEq/mL). De ella, se administra la mitad en 30 min y se realiza una nueva gasometría a los 60 min y, si el pH sigue siendo < 7,2 (< 7 en CAD), realizar nuevo cálculo y reposición.
- Para VVP, usar BiC sódico 1/6 M.

AlM

- Salino-sensible:
  - SF.
  - K:
    - En casos leves por v.o. y suspender los diuréticos.
    - 0,6 mEq/kg de peso reponen 1 mEq de K plasmático.
    - Letal en bolo i.v. (SOS).

    - La infusión continua no debe ser > 20 mEq/h ni realizar diluciones > 60 mEq/L.
    - Si hay ICC, añadir acetazolamida en dosis de 250 mg/12 h por v.o.
  - Diálisis si hay IR y AlM grave (pH > 7,6).
- Salino-resistente: corregir la causa y los factores precipitantes.
  - Hipo-K.
  - Exceso de actividad MC:
    - Espironolactona en dosis inicial de 50-100 mg/d, hasta un máx. de 400 mg/d.
    - Amilorida: 10-20 mg/d.

AcR

- Ventilación adecuada y, si es crónica, no administrar O_2 a altas concentraciones (provoca hipo-V y retención de CO_2).
- Contral para corregir el déficit de BiC, excepto si la AcR es grave (pH < 7,1) con fracaso de la ventilación.

AlR

- Solucionar la enfermedad primaria.
- Origen psicógeno: hacer respirar al paciente en una bolsa, y administrar lorazepam: 1 mg s.l.

HIPER-Ca

Dx ([Ca] > 10,5 mg/dL)

- Et.: neoplasias, hiper-PTH 1°.
- Los síntomas iniciales son poliuria, nicturia, polidipsia, anorexia, náuseas, vómitos, estreñimiento, fatigabilidad, debilidad, letargia y confusión. Si hay deshidratación, crisis hipercalcémica (coma, IR e IC).
- PC: H, BQ (GUCI, CK, p. y amilasa), GA, ECG, Rx de tórax y cráneo.

Tto.

- Aguda sintomática:
  - Monitorizar el Ca/6 h hasta su normalización. PICC para la valoración de la PVC.
  - Adecuada hidratación y diuresis (100-150 mL/h):
    - SF (1.000 mL) + cloruro potásico (amp. de 20 mL con 40 mEq): 10 mEq (5 mL)/4 h i.v.
    - Furosemida: 20 mg/4 h i.v.

- Si la calcemia > 12 mg/dL tras la hidratación, o inicial > 14 mg/dL, añadir:
  - Calcitonina: 4 UI/kg·12 h s.c. o i.m. De elección si hay hiper-PTH 1º. SOS no usar > 48 h por riesgo de taquifilaxia.
  - Bisfosfonatos: de elección en la hiper-Ca maligna.
    - Zoledrónico: 4 mg i.v. en dosis única.
    - Pamidronato: 60-90 mg i.v. en 4 h (se diluye 1 amp. en 500 mL de SF a 42 got./min = 126 mL/h).
  - Denosumab: 60-120 mg s.c. Alternativa en pacientes refractarios a los bisfosfonatos o en la IR. SOS por riesgo de hipocalcemia si hay IR: 0,3 mg/kg 1.ª dosis, y una 2.ª dosis a la sem. si no se normaliza la calcemia; añadir calcifediol en dosis única de 3 mg por v.o.
  - GC: en neoplasia hematológica, enfermedad granulomatosa o intoxicación por vit. D.
    - Hidrocortisona: 100 mg/8 h i.v.
    - MPD: 1 mg/kg i.v.; luego, 20 mg/6 h i.v.
  - Cinacalcet: 30 mg/d por v.o., hasta 180 mg/d según la PTH. I en el carcinoma de paratiroides y el hiper-PTH.
  - Diálisis: IR oligúrica y síntomas graves de hiper-Ca refractarios.

- Crónica:
  - Tto. et.
  - Evitar inactividad, dieta baja en Ca, ingesta de 3 L de agua/d.
  - Evitar diuréticos tiacídicos y carbonato de litio.
  - PD: 20-40 mg/d por v.o. si hay neoplasia hematológica, enfermedad granulomatosa o intoxicación por vit. D.

HIPER-Mg

Dx ([Mg] > 2,4 mg/dL = 2 mEq/L)

- Et.: IR con ClCr < 30 mL/min, asociada a aporte exógeno de Mg (laxantes, antiácidos).
- Síntomas inespecíficos.
- PC: H, BQ (GUCI, CK, digoxinemia), orina (EF-Na), GA, ECG.

Tto.

- Leve: suspender el aporte de Mg.
- Moderada ([Mg] = 4-5 mg/dL):
  - SF: 3.000 mL/d.
  - Furosemida: 20 mg/8 h i.v.

- Grave ([Mg] > 5 mg/dL):
  - Gluconato cálcico al 10 %: 1,5 o ¾ de amp. i.v. lenta en < 5 min, y repetir en 10 min si no existe mejoría ECG.
  - Valorar diálisis.

HIPER-Na

Dx ([Na] > 145 mEq/L)

- Conlleva un ↑ Osm_p que produce sed como mecanismo protector.
- Clínica:
  - Anorexia, náuseas, vómitos, inquietud, irritabilidad y letargia.
  - Menos evidentes si la instauración es crónica (> 48 h).
  - FRi: inaccesibilidad al agua o alteraciones del mecanismo de la sed (ancianos), DIC o DIN, pérdidas extrarrenales de Na.
- Clasificación:
  - Hipovolemia (↑ % de pérdida de H_2O que de Na):
    - Osm_o < 700 mOsm/L y $[Na]_o$ < 20 mEq/L: pérdidas gastrointestinales, cutáneas, etc.
    - Osm_o > 700 mOsm/L y $[Na]_o$ > 20 mEq/L: pérdidas renales (diuréticos, diuresis osmótica).
  - Volemia N: Na N con déficit de H_2O.
    - Osm_o < 700 mOsm/L: DI (poliuria); si con desmopresina i.n. ↑ Osm_o, es DIC, si no, DIN.
    - Osm_o > 700 mOsm/L: sudoración excesiva, pérdidas respiratorias, hipodipsia.
  - Hipervolemia (exceso de Na sin pérdida de H_2O). Et.: hiperaldosteronismo, s. de Cushing, etc.
- PC:
  - AS: H, BQ (GUCI, p., CK, Osm_p).
  - Orina: Na, K, urea, Cr.
  - Rx de tórax y abdomen.
  - ECG.

Tto.

MG

- Monitorización de ECG, FC, TA, PVC y diuresis horaria (sondaje vesical).
- Monitorizar la glucemia cada 2 h si se administra SG o el paciente padece DM, por el riesgo de diuresis osmótica (la hiperglucemia agrava la hiperosmolaridad).

Corrección del DA

- Debe ser lenta para evitar el edema cerebral (lo + fr. es que la hiper-Na sea crónica):
  - ↓ [Na] a un ritmo de 0,5-1 mEq/L·h, máx. de 10 mEq/L en 24 h.
  - En las primeras 24 h, no reponer más de la ½ del déficit, el resto en 2-3 d.
  - Monitorizar la natremia cada 2 h y, cuando la [Na] sea < 145 mEq/L, ↓ la vel. de infusión de líquidos.
- Cálculo del DA:
  - DA (L a reponer) = ([Na] actual / [Na] deseada × ACT) – ACT; o
  - DA (L a reponer) = ACT × ([Na] actual / [Na] deseada – 1).
    ACT = 0,6 × peso (kg); [Na] deseada = 145 mEq/L.
- A ese cálculo hay que añadir las pérdidas mínimas diarias = 1.500-2.000 mL/d.
- PICC con SG al 5 %, excepto:
  - Hiperosmolaridad importante, en donde se puede usar SSh al 0,45 %.
  - Inestabilidad hemodinámica: usar inicialmente SF.

Corrección de la volemia

- Hipovolemia: SF y, una vez corregida, SG o SSh.
- Hipervolemia:
  - Furosemida: 60 mg en bolo i.v., y luego 20 mg/8-12 h i.v.
  - Diálisis si hay IR.

Tto. de la DI

- DIC: desmopresina en dosis de 10-20 μg/12-24 h i.n., 60-120 μg/8 h s.c. o 1-4 μg (0,25-1 mL)/12-24 h i.v.
- DIN: suspender los fármacos que la provoquen ± dieta hiposódica e hipoproteica ± hidroclorotiazida en dosis de 25 mg/d por v.o.

HIPER-K

Dx ([K] > 5,5 mEq/L)

- Et. + fr.: diuréticos (IECA, ARA2, espironolactona), sobre todo, si hay IR asociada.
- Síntomas: debilidad muscular, parálisis, arritmias.
- PC:
  - AS: H, BQ (GUCI, GOT, GPT, CK).

- Orina: sedimento, Na, K, urea, Cr. EF-K = $(K_O \times Cr_S / K_S \times Cr_O) \times 100$:
  - < 10 %: causa renal.
  - > 10 %: causa extrarrenal.
- GA.
- ECG: ↓ amplitud o ausencia de ondas P; BRD y BRI; ↑ ST; onda T alta, estrecha y picuda (alteración más precoz); QTc N o ↓; arritmias. SOS signo de Littmann (el monitor registra una FC del doble de la real, porque las ondas T picudas las cuenta como QRS).

Tto.

Hiper-K leve ([K] = 5,5-6 mEq/L)

- Restricción de K en dieta: zumos, frutas, café.
- Suspender diuréticos (IECA, ARA2, espironolactona), digoxina y β-bloqueantes (dificultan el recambio intracelular de K).
- Resinas de intercambio iónico:
  - Poliestireno sulfonato cálcico oral: 15 g en 200 mL de agua/6 h; de acción más rápida por vía rectal: 40 g en 150 mL de SG al 5 %, al que se añaden 125 mL de lactulosa, 1-3 veces/d.
  - Patirómero cálcico en dosis inicial de 8,4 g/d.

Hiper-K moderada ([K] = 6,1-7 mEq/L)

- Insulina rápida: 12 UI en 500 mL de SG al 10 % a pasar en 30 min; no administrar si la BMT es > 200 mg/dL.
- Bicarbonato sódico 1 M: solo si hay AcM, en dosis de 1 mEq (1 mL) en 5 min.
- Furosemida en dosis única de 60 mg, contral si hay IR.

Hiper-K grave ([K] > 7 mEq/L)

- Gluconato cálcico al 10 %: 1-2 amp. en 100 mL de SG al 5 % i.v. lenta en 15-20 min. I si hay alteraciones ECG, repitiendo la dosis en 10 min si no se normaliza. SOS intoxicación digitálica.
- Salbutamol: 0,5 mg en 100 mL de SF i.v. a pasar en 20 min; o nebulizado: 5-10 mg (1-2 mL) en 4 mL de SF a 6-8 L/min × 10 min. SOS en cardiópatas.
- Hemodiálisis si hay IR.

HIPO-Ca

Dx ([Ca] < 8 mg/dL)

- Et.: hiper-V en crisis ansiedad, trasfusión masiva sangre, pancreatitis grave, s. de lisis tumoral, alcohol y desnutrición crónica.

- Síntomas en relación con la fracción ionizada y la vel. de instauración del cuadro:
  - Precozmente parestesias periorales y digitales, calambres musculares e hiperreflexia.
  - Ansiedad, psicosis, delirio y papiledema.
  - Hipo-TA, arritmias.
  - Tetania: signos de Chvostek y Trousseau.
- Consideraciones:
  - La AcM ↑ fracción iónica de Ca; la AlM la ↓.
  - La [Na] < 120 mEq/L ↑ unión a p.; la [Na] > 155 mEq/L la ↓.
  - La [Ca] falsamente ↓ en la hipoalbuminemia; Ca_c = [Ca] / (0,55 + [p.] / 16) o ↑ o ↓ en 0,8 mg por cada g de ↓ o ↑ de p., respectivamente.
- PC: H, BQ (GUCI, CK, p. y amilasa), GA, ECG, Rx de tórax.

Tto.

- Aguda sintomática:
  - Monitorizar el Ca/6 h hasta que sea > 8 mg/dL.
  - Inicialmente, gluconato cálcico al 10 %: 225 mg (2,5 amp.) en 100 mL de SG al 5 % en 15 min; o cloruro cálcico al 10 %: 12,5 mL en 100 mL de SG al 5 % en 15 min.
  - Posteriormente, Ca en infusión i.v. en dosis de 2 mg/kg·h: para 70 kg de peso, diluir 6 amp. de gluconato o 3 amp. de cloruro cálcico en 500 mL de SG al 5 % (dilución de 1 mg/mL) a 48 got/min (144 mL/h).
  - Simultáneamente, Ca (500 mg/6 h) + calcitriol (0,5 μg/d) por v.o., o la combinación de calcio/colecalciferol por v.o. (500 mg/400 UI 1 comp./12 h o 1000 mg/880 UI 1 comp. eferv./d).
  - Si hay hipo-Mg o no se corrige la calcemia en 24 h: sulfato de Mg (1.500 mg en 100 mL de SG al 5 % en 15 min) + lactato magnésico (2 comp./6 h).
- Crónica:
  - Tto. et.
  - Calcio: 500-1000 mg/8 h por v.o.
  - Calcitriol: 0,25-0,5 μg/d por v.o.
  - En el déficit de vit. D3, indicar calcio/colecalciferol (500 mg/400 UI 1 comp./12 h o 1.000 mg/880 UI 1 comp. eferv./d).

HIPOGLUCEMIA

- Glucemia < 55 mg/dL sintomática (temblor, sudoración, convulsiones, alteración del nivel de consciencia), < 45 mg/dL asintomática < 70 mg/dL en la DM con o sin síntomas.

- Su simple sospecha clínica, sin confirmación analítica, obliga a tto.
- Sujeto consciente:
  - 1.ª elección: sol. de 15 g de glucosa de rápida absorción en forma de gel.
  - 2.ª elección: 2 sobres de azúcar, o un vaso de zumo o refresco azucarado.
  - 3.ª elección: beber 2 amp. de glucosa al 50 %.

  BMT en 15 min, y repetir la pauta previa si es < 70 mg/dL.
- Sujeto inconsciente y/o incapaz de ingerir, sin v.v.p.: glucagón 1mg, i.m. o s.c.
- Sujeto inconsciente y/o incapaz de ingerir, con v.v.p.:
  - SG al 5 % a razón de 500 mL/6 h.
  - Tiamina: 100 mg i.m. o i.v., antes de administrar la glucosa, si padece alcoholismo.
  - Glucosa: 30 mL al 33 % o 20 mL al 50 % i.v., repitiendo cada 15 min si no hay respuesta.
  - Si no hay respuesta, se inyecta, por este orden:
    - 1.º glucagón: 1 mg i.v., i.m. o s.c., que puede repetirse a los 20 min.
    - 2.º hidrocortisona: 100 mg i.v.
  - Añadir octreotida: 75 µg/8 h s.c. si hay sobredosis por sulfonilureas.
- SOS con ADO:
  - Observación de las glucemias 6-8 h con repaglinida, 12-72 h con sulfonilureas.
  - Ingreso si se presenta IRC, IC o IH y desnutrición.
- Si persiste la clínica neurológica a los 30 min de normalizar la glucemia, pensar en otras alteraciones metabólicas y/o neurológicas.
- Si presenta mejoría:
  - Continuar con glucosa al 10 %, a un ritmo de 7 got./min (21 mL/h).
  - Glucemia horaria hasta 2-3 determinaciones entre 100 y 200 mg/dL; posteriormente, cada 4 h las primeras 24 h.

HIPO-Mg

Dx ([Mg] < 1,8 mg/dL = 1,5 mEq/L)

- Síntomas inespecíficos: trastornos neuromusculares, arritmias cardíacas, anorexia y vómitos.
- Debe sospecharse en:
  - Hipo-K, hipo-Ca o intoxicación digitálica refractarias al tto.
  - Enfermedades crónicas renales o gastrointestinales, desnutridos, alcohólicos.

- Uso prolongado de diuréticos.
- *Torsade de pointes*.
- PC: H, BQ (GUCI, CK, digoxinemia), orina (EF-Na), GA, ECG.

Tto.

- De la causa subyacente, hipo-K e hipo-P.
- Manifestaciones leves: lactato magnésico en dosis de 2 comp./6 h por v.o.
- Compromiso vital:
  - Sulfato de Mg: 1.500 mg en 100 mL de SG al 5 % en 15 min; luego, 6.000 mg en 250 mL de SG al 5 % a 10 got./min (30 mL/h) × 5 d.
  - Nunca en bolo, ½ dosis si no existe compromiso vital o el ClCr es < 30 mL/min.

HIPO-Na

Dx ([Na] < 135 mEq/L)

- La natremia refleja el % relativo de H_2O y Na.
- Los Δ de la [Na] sérica se reflejan en Δ de la Osm_p (N entre 275 y 290 mOsm/L).
- Osm_p (mOsm/L) = 2 [Na (mEq/L) + K (mEq/L)] + glucosa (mg/dL) / 18 + urea (mg/dL) / 6.
- Alternativas para su cálculo:
  - Osm_p (mOsm/L) = 2 [Na (mEq/L) + K (mEq/L)] + glucosa (mg/dL) / 18 + BUN (mg/dL) / 2,4.
  - Osm_p efectiva (mOsm/L) = 2 [Na (mEq/L) + K (mEq/L)] + glucosa (mg/dL) / 18.
- Clasificación:
  - Leve: 125-135 mEq/L.
  - Moderada: 115-125 mEq/L.
  - Grave: < 115 mEq/L o síntomas neurológicos.
- Síntomas:
  - Presentes si la instauración se produce en < 48 h y el Na es < 120-125 mEq/L.
  - Cefalea, confusión, anorexia, náuseas, convulsiones.
- Dx:
  - Confirmar que no es un error de laboratorio.
  - Pseudo-hipo-Na (Osm_p N): TG > 1.500 mg/dL, p. > 10 g/dL.
  - Hipo-Na dilucional (Osm_p ↑): DM.

- Hipo-Na verdadera (Osm_p ↓):
  - Hipovolemia (pérdida de Na > que la de H_2O) o volemia N:
    - Osm_o < 100 mOsm/L: polidipsia psicógena, potomanía por cerveza.
    - Osm_o > 100 mOsm/L:
      - $[Na]_o$ < 20 mEq/L: pérdidas gastrointestinales, cutáneas.
      - $[Na]_o$ > 20 mEq/L: diuréticos, nefropatía perdedora de sal, SSIADH, IS, hipotiroidismo.
  - Hipervolemia (exceso de H_2O > que el de Na):
    - Cirrosis hepática, IC, IR.
    - En ausencia de tto. diurético, la $[Na]_o$ es < 20 mEq/L, excepto si hay IR.
- PC:
  - AS: H, BQ (GUCI, p., Osm_p).
  - Orina: Na, K, urea, Cr y Osm_o.
  - Rx de tórax y abdomen.

Tto.

Hipovolémica

- Leve o moderada: Sueroral® en dosis de 1 sobre en 1 L de agua, mínimo 3L/d.
- Grave: SF en dosis de 3.000 mL/d; una vez corregida la hipovolemia, sustituir el SF por SSh (0,45 %) para evitar la reinstauración rápida de la natremia.

Normovolémica e hipervolémica

- Restricción hídrica, excepto en la potomanía por cerveza, en que deben recibir SF, aunque estén euvolémicos.
- Leve o moderada: no ingerir > 1L/d de agua. Si se produce el ingreso:
  - SF (800-1.000 mL/d) ± furosemida (20 mg/8-12 h i.v.) si se encuentran en estado edematoso.
  - Si el ↑ de Na es < 2 mEq/L en 48 h, administrar tolvaptán en dosis inicial de 15 mg. Si a las 8 h ↑ > 5 mEq/L, se suspende; si no, se valora natremia a las 12-24 h y, si continúa siendo < 128 mEq/L, indicar 30 mg. A las 24 h si ↑ > 5 mEq/L, continuar con 30 mg/d; si no, indicar 60 mg/d, con monitorización de la natremia diaria.
- Grave:
  - PICC con infusión de SSH (3 %):
    - No iniciar hasta la comprobación de la gravedad de la hipo-Na, por riesgo de s. de desmielinización osmótica (antigua mielinó-

lisis central pontina): aparece a los 1-6 d tras la mejoría inicial del paciente; cursa con confusión, disartria-disfagia y tetraplejia espástica; se asocia a alcoholismo y malnutrición; su pronóstico es infausto, no tiene tto.
  - Si no se dispone de esta sueroterapia, diluir 60 mL de NaCl al 20 % (frascos de 500 mL) en 400 mL de SF (1 g de NaCl = 17 mEq de Na; en esta sol. habría 265 mEq de Na).
- Monitorizar la natremia cada 2 h las primeras 4 h; luego /4 h.
- Monitorización de ECG, FC, TA, PVC y diuresis horaria (sondaje vesical).
- EF neurológica seriada:
  - Síntomas graves:
    - Objetivo: Na de 120 mEq/L, a un ritmo de 1,5-2 mEq/L·h.
    - SSH al 3 % 3-4 h (menos tiempo si la evolución es favorable), sin ↑ Na > 10 mEq/L en 24 h.
    - Estimación del ritmo (mL/h) de infusión inicial del SSH al 3 % = Δ Na deseado (mEq/L·h) × peso (kg).
  - Síntomas leves o hipo-Na grave asintomática (> 48 h de evolución):
    - Objetivo: Na de 125-130 mEq/L, a un ritmo de 0,5 mEq/L·h.
    - SSH al 3 %, sin ↑ Na > 10-12 mEq/L en 24 h.
- Si se encuentra en estado edematoso:
  - SSH al 3% contral, excepto si aparecen síntomas neurológicos graves.
  - Furosemida en una dosis inicial de 40-60 mg; luego, 20 mg/6 h i.v.

HIPO-K

Dx ([K] < 3,5 mEq/L)

- Et. + fr.: vómitos, diarrea, diuréticos.
- Síntomas si es moderada o grave:
  - Parestesias, debilidad, parálisis, hiporreflexia, hipo-V, fasciculaciones y tetania, de predominio en MMII.
  - Arritmias, toxicidad digital.
  - Rabdomiólisis, parálisis ascendente simétrica sin alteración de la consciencia.
- PC:
  - AS: H, BQ (GUCI, digoxinemia).
  - Orina: sedimento, Na, K, urea, Cr, K_o > 20 mEq/L sugiere origen renal.
  - GA.

- ECG: ↑ amplitud y duración de las ondas P, ↑ PR, QRS prolongado, ↓ST, ↓ amplitud de la onda T, onda U prominente (altura > 1 mm o > que el de la onda T en la misma derivación).

Tto.

En el IAM o la IC, el objetivo terapéutico debe ser una [K] > 4,5 mEq/L para evitar las arritmias V.

Hipo-K leve ([K] = 3-3,5 mEq/L)

- Tolerancia oral: zumos de fruta.
- Intolerancia oral: cloruro potásico (amp. de 20 mL con 40 mEq) en dosis de 10 mL (20 mEq) en 1.000 mL de GS a 42 got./min (126 mL/h).

Hipo-K moderada ([K] = 2,5-2,9 mEq/L)

- Tolerancia oral:
  - Cloruro potásico (cáp. de 600 mg = 8 mEq): 3 cáp./8 h por v.o.
  - Carbonato potásico (comp. eferv. de 975 mg = 25 mEq): 1 comp./8 h por v.o.
- Intolerancia oral: cloruro potásico (amp. de 20 mL con 40 mEq) en dosis de 20 mL (40 mEq) en 1.000 mL de GS a 42 got./min (126 mL/h).

Hipo-K grave ([K] < 2,5 mEq/L)

- Monitorizar la [K] /6 h.
- Cloruro potásico (amp. de 20 mL con 40 mEq): 20 mL (40 mEq) en 1.000 mL de SF (SOS, no GS) a pasar en 2 h. Luego, 20 mL (40 mEq) en 1.000 mL de GS a 42 got./min (126 mL/h).

ISA

- Emergencia, potencialmente mortal, que cursa con déficit de secreción de GC y MC (ISA 1.ª o enfermedad de Addison) o GC (ISA 2.ª o 3.ª).
  - Sospechar si hay shock (distributivo o hipovolémico) con escasa respuesta a la fluidoterapia y a las medicaciones inotrópicas, síntomas abdominales inespecíficos (náuseas, vómitos, dolor), s. confusional y fiebre (sin otros signos infecciosos). Preguntar por s. constitucional (astenia, anorexia, pérdida de peso).
  - Factores precipitantes: infecciones, IQ, ayuno, fármacos (ketoconazol, fenitoína, rifampicina), IAM, hipoglucemia, estrés o suspensión brusca de GC (SOS si > 1 mes con PD ≥ 5 mg/d; la crisis puede suceder con dosis correctas de GC si no están cubiertas las necesidades de MC).

- PC:
  - Cortisol plasmático (extracción entre las 8:00 y las 9:00 h; guardar la muestra en el frigorífico tras centrifugarla si no es posible la medición inmediata, previamente al inicio del tto., que hay que iniciar ante la mínima sospecha):
    - > 19 µg/dL ɖ IS.
    - < 3 µg/dL es dx de IS.
    - 3-19 µg/dL: realizar prueba de estimulación rápida con ACTH.
  - H: anemia trastorno crónico, neutropenia con linfocitosis relativa y eosinofilia, leucocitosis neutrofílica si hay infección asociada.
  - BQ y GA: la hipo-Na, la hiper-K y la AcM son muy sugestivas de ISA.
  - C: si existe sospecha de hemorragia suprarrenal bilateral o sepsis meningocócica.
  - Rx de tórax (ɖ TBC), TC de abdomen (necrosis o hemorragia suprarrenal), TC de cráneo (hemorragia hipofisaria).
- MG:
  - Monitorización hemodinámica: Tª, TA, FC, FR, diuresis horaria.
  - PICC para monitorizar la PVC.
  - Sueroterapia: 1.000 mL/h las primeras 4 h; luego, 1.000 mL/6 h, alternando SF con SG al 5 %.
  - Si no se corrige la hipoglucemia con sueroterapia, indicar glucosa hipertónica en bolo i.v.
  - La AcM y la hiper-K suelen corregirse con THS.
- GC:
  - Hidrocortisona: 100 mg en bolo i.v.; 1.er d: 50-100 mg/6 h i.v. o i.m.; 2.º d: 50 mg/8 h; 3.er d: 50 mg/12 h; 4.º d: 50 mg/d; 5.º d: iniciar 10 mg/12 h por v.o. de mantenimiento. De elección en pacientes ya dx de IS, por su mayor efecto MC.
  - Dexametasona: 4-8 mg i.v. en bolo; luego, 4 mg/4-6 h i.v. De elección en pacientes no dx de IS, porque no interfiere en PC dx posteriores.
- MC: fludrocortisona en dosis de 0,05-0,2mg/d por v.o. Se añade:
  - Cuando se detenga la sueroterapia y la dosis de hidrocortisona sea < 100 mg/d.
  - Desde el primer d si se usó dexametasona.

INSULINIZACIÓN HOSPITALARIA

Se adjuntan los protocolos del Hospital Regional Universitario de Málaga: http://www.hospitalregionaldemalaga.es/InforCorporativa/UnidadesdeGesti%C3%B3nCl%C3%ADnica/Endocrinolog%C3%ADayNutrici%C3%B3n/ProtocoloDiabetesHospitalaria.aspx

BIBLIOGRAFÍA

Jameson JL, Longo DL, Fauci AS, Kasper DL, Hauser SL, Loscalzo J. Harrison. Manual de medicina interna. 20ª ed. Madrid: McGraw-Hill Interamericana; 2019.

Jiménez-Murillo L, Montero-Pérez FJ. Medicina de urgencias y emergencias. Guía diagnóstica y protocolos de actuación. 6ª ed. Madrid: Elsevier; 2018.

Protocolo de diabetes hospitalaria. UGC de Endocrinología y Nutrición. Hospital Regional Universitario de Málaga. http://www.hospitalregionaldemalaga.es/InforCorporativa/UnidadesdeGesti%C3%B3nCl%C3%ADnica/Endocrinolog%C3%ADayNutrici%C3%B3n/ProtocoloDiabetesHospitalaria.aspx

Suárez-Pita D, Vargas-Romero JC, Salas Jarque J (eds.). Manual de diagnóstico y terapéutica médica del Hospital Universitario 12 de Octubre. 8ª ed. Madrid: MSD, 2016.

Hematología

7

G. Díaz-Cordovés, C. M.ª Romero Barco y S. Manrique Arija

PUNTOS CLAVE

- Las citopenias requieren, más allá del tratamiento de las urgencias y emergencias que pudieran generar, un imprescindible abordaje Et.
- Los trastornos de la coagulación pueden representar una amenaza para la vida del paciente, siendo el concurso del hematólogo de guardia fundamental en el abordaje multidisciplinario.

CITOPENIAS

Anemia

- Hb < 13 g/dL en ♂, < 12 g/dL en ♀.
  - Leve: Hb > 10 g/dL.
  - Moderada: Hb = 8-10 g/dL.
  - Grave: Hb < 8 g/dL.
- Clínica: astenia, debilidad, cefalea, síncope, disnea.
- EF: palidez, taquicardia, soplo, ictericia (hemólisis), ataxia y parestesias (↓ vit. B_{12}), tacto rectal (hematoquecia, melenas).
- Et. + fr.:
  - Microcítica (VCM < 80 fL): ferropénica.
  - Normocítica (VCM = 81-99 fL): de trastorno crónico.
  - Macrocítica (VCM > 80 fL): megaloblástica por ↓ vit. B_{12} o ácido fólico.
- **Tto.**:
  - Ferropénica:
    - Sulfato ferroso: 80 mg/12-24 h por v.o.
    - Sulfato ferroso: 100-200 mg i.v. entre 1 y 3 veces por sem. (cálculo de la dosis según la ficha técnica); I si existe la necesidad de administración urgente de Fe, intolerancia a la v.o., IT, ineficacia por v.o. descrita en IR, EIIC activa.
    - Sulfato de ferroglicina: 100 mg/12-24 h; I si existe intolerancia al sulfato ferroso.

- ↓ vit. B_{12}: 1 mg/2 d i.m. × 2 sem.; luego, 1 mg/sem. × 4-8 sem.; luego, 1 mg mensual. SOS no administrar ácido fólico.
- ↓ ácido fólico: 5 mg/d por v.o.
- Hemolítica autoinmunitaria: PD en dosis de 1-2 mg/kg·d por v.o. × 4 sem.
- Neoplásica, mielodisplasia, IR: EPO (dosis según indicación).
- Transfusión de CH.

Neutropenia

- Conceptos:
  - Neutropenia si el recuento de PMN es < 1.500/µL, grave si es < 500/µL, profunda si es < 100/µL, prolongada si es > 7 d.
  - Neutropenia febril: aumento de la Tª (una única toma ≥ 38,3 °C o ≥ 38 °C × > 1 h) en un paciente con una cifra de neutrófilos absolutos < 500/µL o se prevé un descenso por debajo de 500 en las siguientes 48 h.
- PC: AS con C, PCR, Rx de tórax, cultivos según la sospecha (hemocultivos diferenciales de vía periférica y central) y antes de la ATB, excepto si hay gravedad o inestabilidad; repasar la microbiología previa del paciente.
- **No grave (MASCC-Score ≥ 21)**: suelen relacionarse con fármacos o cuadros virales, no requieren ingreso y, en caso de infección asociada, se deben pautar ATB por v.o. ≈ a la población general:
  - Amoxicilina-ácido clavulánico (2 g/125 mg/12 h) + ciprofloxacino (500 mg/12 h) por v.o.
  - Si existe alergia a los β-lactámicos:
    - Clindamicina (600 mg/8 h) + ciprofloxacino (500 mg/12 h); o
    - Moxifloxacino (400 mg/d).
  - Reevaluar en 48 h la evolución y microbiología para ajustar la ATB si se precisa.
- **Neutropenia grave (MASCC < 21) febril**:
  - MG:
    - Aislamiento de barrera inversa.
    - Ctes. vitales por turnos.
    - VVP con GS a 2.500 mL/d.
    - Cultivos según proceda.
    - Antipiréticos.
  - F estimulante de colonias:
    - Filgrastim: 300 µg/d.
    - Lenograstim: 263 µg/d.
  - ATB empírica i.v. sin foco:
    - Cefepima o piperacilina-tazobactam o meropenem (PE si hay factores de BLEE).

    - En pacientes inestables: meropenem (PE si hay factores de BLEE) + amikacina (1 g/d).
    - Si existe alergia a los β-lactámicos: aztreonam+ amikacina (1 g/d) + tigeciclina (50 mg/d).
    - Cobertura de Gram+ si existe colonización previa por SARM, mucositis grave, neumonía, sospecha de infección del catéter, infección de la piel y partes blandas, septicemia grave/*shock* séptico; suspender si tras 72 horas no se aísla Gram+.
  - ATB empírica i.v. con foco:
    - Catéter/PICC: vancomicina o daptomicina + cefepima.
    - Pulmonar: cefepima + levofloxacino.
    - Abdominal:
      - Cefepima + metronidazol; o
      - Piperacilina-tazobactam.
    - Piel/partes blandas:
      - Cefepima + cefazolina; o
      - Cefepima + clindamicina.
      - Si es SARM: cefepima + linezolid.
  - A las 72 h, ajustar la ATB según los hallazgos:
    - Ausencia de foco clínico de infección/aislamiento microbiológico, estable clínicamente y apirético: suspender la ATB.
    - Foco clínico de infección/aislamiento microbiológico: tto. específico:
      - BLEE: meropenem.
      - SARM: vancomicina o daptomicina.
    - Ausencia de estabilidad clínica o persistencia de la fiebre: mantener la ATB, continuar buscando el foco infeccioso (TC, Ag galactomanano, nuevos cultivos y reexplorar al paciente con especial atención al catéter, la mucosa oral/perianal y los senos paranasales). Valorar antifúngico:
      - Septicemia/*shock* séptico o hemocultivo + a hongos:
        - Caspofungina: 70 mg i.v. el 1.er d y luego 50 mg/d; o
        - Anfotericina B liposomal: 1 mg/kg y ↑ paulatinamente a 3 mg/kg.
      - Si existe infección fúngica confirmada: tto. según el foco.

Pancitopenia

- Anemia + leucopenia + trombopenia.
- Ingreso hospitalario si:
  - Afectación clínica relevante: fiebre, infección, sangrado.
  - Hb < 7 g/dL, plaq. < 20.000/μL o PMN < 500/μL.

- PC:
  - H, frotis de sangre periférica, BQ, PCR, Fe, ferritina, transferrina y su receptor soluble, CTFH, reticulocitos, vit. B_{12} y fólico, TSH, proteinograma, ANA, serología infecciosa.
  - Rx de tórax, ECO de abdomen.
  - Biopsia de la médula ósea si las PC previas no son concluyentes.

Trombopenia

- Plaq. < 100.000/μL. Comprobar mediante frotis de sangre periférica.
- **Tto.**:
  - MG: evitar antiagregantes y estreñimiento, control de TA y Hto.
  - Ácido tranexámico: 500 mg/8 h i.v. lenta o 1.000 mg/8 h por v.o. SOS contral en hematuria, CID y PTT.
  - Transfusión de CP.
  - Inmune: MPD (1-2 mg/kg i.v.) ± IGIV (1 g/kg·d × 2 d).
- **PTT**:
  - Clínica: plaq. entre 10.000 y 50.000/μL, anemia hemolítica microangiopática, síntomas neurológicos fluctuantes, afectación renal y fiebre. Dx≠ con el SHU.
  - Tto.: plasmaféresis, GC, antiagregantes, PFC.

COAGULACIÓN

CID

- Activación generalizada de la coagulación con extensa formación de fibrina intravascular (vasos de pequeño y mediano calibre) → consumo de F y plaq., con activación de la fibrinólisis.
- Clínica:
  - Hemorragias en cualquier localización.
  - Fenómenos microtrombóticos (necrosis cutánea generalizada).
  - Fallo multiorgánico (IRA, disfunción hepática, ISA, SDRA, alteraciones del SNC y *shock*).
- Dx (Tabla 7-1).
- **Tto. (UCI)**:
  - Et.
  - PFC, CP, fibrinógeno.
  - Profilaxis tromboembólica con HBPM en pacientes críticos no sangrantes.

Tabla 7-1. Sistema de puntuación para el diagnóstico de coagulación intravascular diseminada

¿Tiene el paciente una enfermedad asociada a CID?
• Septicemia (bacteriana) • Traumatismo (craneal) y lesión tisular grave (quemaduras, grandes cirugías) • Lesión de órgano (pancreatitis) • Neoplasias de órgano sólido, leucemias • Complicaciones obstétricas (embolia de líquido amniótico, desprendimiento de la placenta, HELLP) • Patología vascular (hemangioma gigante, aneurisma complicado) • Insuficiencia hepática grave • Tóxicos • Reacción transfusional hemolítica aguda, EICH
En caso afirmativo, continuar con el algoritmo
• Plaquetas > 100.000/μL = 0; < 100.000/μL = 1; < 50.000/μL = 2 • Dímero D, PDF no elevados = 0; aumento moderado = 2; aumento importante = 3 • Prolongación del TP (sobre el estándar) 3 s = 0; 3-6 s = 1; > 6 s = 2 • Fibrinógeno > 1 g/L = 0; < 1 g/L = 1
Puntuación
≥ 5 = CID evidente < 5 = sugestiva de CID, repetir en 24-48 h

CID: coagulación intravascular diseminada; EICH: enfermedad de injerto contra huésped; HELLP: síndrome de hemólisis, elevación de las enzimas hepáticas y trombocitopenia (*hemolysis, elevated liver enzymes and low platelet count*); PDF: productos de degradación del fibrinógeno; TP: tiempo de protrombina.

Complicaciones de los anticoagulantes

Acción directa

- Dabigatrán: si existe sangrado mayor o necesidad de IQ urgente, administrar idarucizumab en 2 infusiones i.v. de 2,5 g no separadas más de 15 min.
- Resto: administrar concentrado protrombínico.

Acenocumarol

- Sin sangrado:
  - INR < 5: dejar el fármaco 1-2 d y control en 1 sem.
  - INR > 5: dejar el fármaco 1-2 d y control en 2 d; considerar vit. K si hay riesgo de sangrado.

- Con sangrado menor (epistaxis, hematoma pequeño o sangrado de encías):
  - INR dentro del intervalo terapéutico: control local del sangrado.
  - INR en el intervalo supraterapéutico: suspender el fármaco 1-2 d y control en 1-2 d.
- Clínicamente relevante:
  - INR < 1,5: no reversión.
  - INR > 1,5: suspender el fármaco y administrar 2 mg de vit. K por v.o. o i.v., con control en 1-2 d.
- Mayor (sintomático en un órgano o área crítica, riesgo de s. compartimental, ↓ Hb > 2 g/dL o precisión de trasfusión de > 2 bolsas de CH): suspender fármaco, administrar 10 mg i.v. de vit. K y concentrado protrombínico.

HBPM

- Sulfato de protamina en dosis de 1 mg por 100 UI de heparina a neutralizar si hace menos de 15 min de su administración, o de 0,5 mg si han pasado más de 30 min, hasta un máx. de 50 mg por cada dosis. Control de TTPa a los 15 min. Solo neutraliza el 60 % de la actividad anti-Xa.
- En caso de hemorragia vital, se puede usar F-VII recombinante, en una dosis inicial de 90 µg/kg i.v., valorando el riesgo-beneficio.

Enfermedad de Von Willebrand

- Coagulopatía congénita + fr., debida a la alteración funcional o cuantitativa de la molécula de Von Willebrand (unión del F-VIII y FvW).
- Clínica: epistaxis, equimosis y púrpura.
- **Tto.**:
  - Desmopresina: 0,3 µg/kg i.v. en 50-100 mL de SF en 30 min. SOS contral en < 2 años, y relativa en cardiópatas o ACV.
  - En cirugía mayor o hemorragias graves, indicar concentrados de FvW + F-VIII i.v., en dosis de 40-80 UI/kg de FvW y 20-40 UI/kg de F-VIII, para mantener la actividad > 50 % o controlar el sangrado.

Hemofilias

- ↓ congénito funcional o cuantitativo de la síntesis de F-VIII (hemofilia A) o F-IX (hemofilia B).
- PC: TP N, TTPa ↑.
- Las hemorragias + fr. son los hemartros de rodillas, codos y tobillos.

- Reposición de F para alcanzar una actividad ≥ 25-35 % en la A y ≥ 20-25 % en la B:
  - UI de F-VIII = kg × (% de actividad deseada) × 0,5.
  - UI de F-IX = kg × (% de actividad deseada) × 0,9.
- Otras consideraciones:
  - No usar antiagregantes ni AINE; permitidos paracetamol y GC.
  - En la A de carácter leve, pueden usarse ácido tranexámico y desmopresina i.v.

TRANSFUSIONES

Dosificación

- **CH** (bolsas de 300 mL):
  - 1 CH ↑ Hb ≈ 1 g/dL o un 3 % el Hto. a las 24 h de su administración.
  - Se administra la dosis mínima para aliviar la sintomatología.
  - En ancianos o patología cardiovascular, es aconsejable no administrar más de 1 CH.
- **CP** (bolsas de 400 mL):
  - 1 CP ↑ plaq. ≈ 30.000-50.000/μL.
  - Premedicar con 1 amp. de dexclorfeniramina.
  - Contral: SHU, trombopenia inducida por heparina.
- **PFC** (bolsas de 200 mL):
  - Dosis de 10-20 mL/kg, lo que ↑ ≈ 20 % la [F].
  - Debe ser AB0 compatible.
  - Realizar control postransfusional mediante TP y TTPa.

Indicaciones (Tabla 7-2)

- En la hemorragia aguda, la primera medida es la estabilización hemodinámica con cristaloides y coloides; si se presenta *shock* hipovolémico por hemorragia masiva, valorar trasfundir sangre total.
- La velocidad de infusión de componentes sanguíneos es de 1 U o bolsa por h; más lento en ancianos e IC (máx. en 4 h).
- Valorar reponer F de coagulación según la pérdida de volemia y el estudio de hemostasia.

Complicaciones agudas (Tabla 7-3)

MG: suspender la trasfusión, control de las ctes. vitales, PICC con SF a 21 mL/h.

Tabla 7-2. Indicaciones de la transfusión de sangre y hemoderivados

CH	**Anemia aguda (y perioperatoria)** Hb < 6 g/dL. Hb < 8 g/dL si es sintomática o existen FRi*. **Anemia crónica** Hb < 5 g/dL. Hb = 5-10 g/dL si es sintomática, existen FRi* o es refractaria al tto. et.
CP	**Transfusión profiláctica** < 10.000 plaq./µL. < 20.000 plaq./µL si existen FRi hemorrágicos**. < 50.000 plaq./µL si se va a someter a procedimientos invasivos o existe necesidad de anticoagulación. < 100.000 plaq./µL si se va a someter a intervenciones del SNC o del globo ocular. **Transfusión terapéutica** < 50.000 plaq./µL si se presenta hemorragia o CID. < 75.000 plaq./µL en politraumatizados. < 100.000 plaq./µL si se presenta TCE.
PFC	**Alteraciones en las pruebas de coagulación + hemorragia** PTT, transfusión masiva, CID, trasplante hepático, IH grave, hemorragia con riesgo vital. Hemorragias secundarias a tto. trombolítico. Cirugía cardíaca con circulación extracorpórea. Después de plasmaféresis con albúmina como solución de recambio. En ausencia de concentrados de F específicos si existe: Deficiencia congénita de F de coagulación. Déficit de vit. K, si no se puede esperar a que haga efecto la reposición o no hay respuesta. Neutralización del efecto de anticoagulantes orales. **Alteraciones en las pruebas de coagulación, sin hemorragia ni concentrados de F específicos** Déficit congénito de F de la coagulación, si se va a someter a procedimientos invasivos. Pacientes con anticoagulación oral y cirugía inminente.

CH: concentrado de hematíes; CID: coagulación intravascular diseminada; CP: concentrado de plaquetas; et.: etiológico; F: factores; FRi: factores de riesgo; Hb: hemoglobina; IH: insuficiencia hepática; PFC: plasma fresco congelado; plaq.: plaquetas; PTT: púrpura trombótica trombocitopénica; SNC: sistema nervioso central; TCE: traumatismo craneoencefálico; tto.: tratamiento; vit.: vitamina.

*enfermedad cardiovascular o respiratoria; **infección grave, fiebre, hipertensión.

Tabla 7-3. Complicaciones agudas de la transfusión de sangre y hemoderivados

	Clínica	Tratamiento
Hemólisis aguda (incompatibilidad AB0)	Fiebre, escalofríos, dolor toracolumbar, disnea, taquicardia, hipo-TA, *shock*. ↑ BRBi, trastornos de la coagulación, Coombs directo +, hemoglobinuria.	• Cargas de SF (300 mL en 20 min). • Dopamina. • PFC y CP si hay CID.
Fiebre	Fiebre, con o sin tiritona, sin hipotensión.	• Antitérmicos.
Reacción alérgica	Urticaria, angioedema.	• Antihistamínicos. • GC. • Adrenalina
Lesión pulmonar aguda	IRe aguda. Infiltrados pulmonares bilaterales.	• O_2. • ≈ al tto. del EAP.
Aloinmunización frente a Ag eritrocitarios	Puede originar reacción hemolítica en las sucesivas.	
Aloinmunización frente a Ag plaquetarios	Refractariedad a la transfusión de plaq.	
Contaminación bacteriana	*Shock* séptico.	
Sobrecarga circulatoria		• O_2. • Furosemida.

Ag: antígenos; BRBi: bilirrubina indirecta; CID: coagulación intravascular diseminada; CP: concentrado plaquetas; EAP: edema agudo de pulmón; GC: (gluco)corticoides; hipo-TA: hipotensión arterial; IRe: insuficiencia respiratoria; min: minutos; O2: oxigenoterapia; PFC: plasma fresco congelado; plaq.: plaquetas; SF: suero fisiológico; tto.: tratamiento.

BIBLIOGRAFÍA

González Medina J, Ortiz Imedio J, Castro Quismondo N, Martín Mola MA. Trastornos de la hemostasia. Anticoagulación. En: Suárez-Pita D, Vargas-Romero JC, Salas Jarque J (eds.). Manual de diagnóstico y terapéutica médica del Hospital Universitario 12 de Octubre. 8ª ed. Madrid: MSD, 2016.

Jiménez-Murillo L, Montero-Pérez FJ. Medicina de urgencias y emergencias. Guía diagnóstica y protocolos de actuación. 6ª ed. Madrid: Elsevier; 2018.

Márquez Gómez I, Montesa Pino A, Barrios García M. Neutropenia febril. En: Guía de tratamiento antimicrobiano empírico. 2ª ed. Málaga: Hospital Regional Universitario de Málaga; 2019.

Rodríguez Rodríguez M, Montejano Ortega L. Hemoterapia. En: Suárez-Pita D, Vargas-Romero JC, Salas Jarque J (eds.). Manual de diagnóstico y terapéutica médica del Hospital Universitario 12 de Octubre. 8ª ed. Madrid: MSD, 2016.

Nefrología y Urología

8

S. Manrique Arija, G. Díaz-Cordovés y C. M.ª Romero Barco

PUNTOS CLAVE

- Debe valorarse el ingreso hospitalario del CRU si cursa con dolor rebelde, hay sospecha de uropatía obstructiva o pionefrosis.
- Ante un escroto agudo, es prioritario descartar la torsión testicular, pues requiere detorsión o IQ inmediata para evitar la atrofia testicular isquémica.
- La causa + fr. de hematuria es el tumor vesical, excepto en ♀ < 60 años, donde es la infección.
- Se recomienda ECO de abdomen en aquellos pacientes con ITU que presenten MEG, septicemia, sospecha de alteraciones de la vía urinaria u obstrucción o fiebre > 2-3 d pese a una ATB correcta.
- El cálculo de la EF-Na es prioritario para discriminar el tipo de IRA.
- La ausencia de ↓ progresiva de las [CK] séricas en un paciente con rabdomiólisis de > 2 d de evolución debe hacer sospechar un s. compartimental o persistencia de su causa.
- Está indicada la punción suprapúbica si existe retención aguda de orina en la cual no se consiga el sondaje, se sospeche rotura uretral o en el contexto de prostatitis y uretritis aguda.
- El riñón se altera frecuentemente en las EAS, siendo la afectación glomerular la + fr.

CÓLICO RENOURETERAL

- Dx: clínica compatible (dolor lumbar brusco, de intensidad progresiva, con irradiación al lugar de impactación del cálculo ± síntomas vegetativos), EF (PPR +), microhematuria.
- PC: H, C, BQ (GUCI + amilasa), orina (Na, K, urea, Cr), Rx de abdomen (imagen radiopaca sugestiva de litiasis), ECO (I si hay sospecha de obstrucción, ausencia de respuesta al tto., fiebre, deterioro de la función renal, monorrenos y trasplantados).
- Ingreso hospitalario si existe dolor rebelde, sospecha de uropatía obstructiva o pionefrosis.

- **Tto.**:
  - Dieta absoluta, o líquida si hay tolerancia.
  - GS: 3.000 mL/d.
  - Cóctel analgésico: 1 amp. de 2 g de metamizol magnésico + 1 amp. de 50 mg de dexketoprofeno + 1 amp. de 10 mg de diazepam + 1 amp. de 10 mg de metoclopramida, en 500 mL de SF a pasar en 1 h .iv.
  - ATB si hay sospecha de ITU.

ESCROTO AGUDO

Torsión testicular

- Urgencia urológica, precisa dx y tto. precoz para evitar la atrofia testicular isquémica.
- Clínica: paciente de 10-40 años, con dolor testicular intenso y brusco (episodios previos) + s. vegetativo + ausencia de fiebre y s. miccional. EF: elevación testicular, enrojecimiento y edema escrotal.
- PC:
  - AS: H, GUCI, C (previsión de cirugía), Rx de abdomen.
  - ECO-Doppler: flujo ↓ o ausente.
- **Tto.**: detorsión manual. Si no es eficaz, IQ inmediata (en 4-6 h).

Orquiepididimitis aguda

- Infección testicular/epididimaria.
- Clínica: dolor intenso en el escroto irradiado al cordón espermático + fiebre + escalofríos + náuseas/vómitos + hidrocele reactivo. EF: gran dolor y edema escrotal.
- Dx≠ con torsión: reflejo cremastérico + (la estimulación de la cara interna del muslo produce elevación testicular), abolido en la torsión; al elevar el testículo, se produce mejoría del dolor; empeoramiento en la torsión.
- PC: H y GUCI.
- **Tto.**:
  - MG: reposo en cama, suspensorio testicular, AINE, analgésicos.
  - Tto. específico: ATB + drenaje si hay absceso.
    - < 35 años: ceftriaxona en dosis única de 250 mg i.v. + doxiciclina en dosis de 100 mg/12 h o ciprofloxacino en dosis de 500 mg/12 h × 10 d por v.o.
    - > 35 años: ciprofloxacino en dosis de 500 mg/12 h por v.o. × 10 d o amoxicilina-ácido clavulánico en dosis de 500/125 mg/8 h por v.o. × 10 d.

HEMATURIA

- Definiciones:
  - Microhematuria: 3-100 htes./c en el sedimento urinario.
  - Hematuria: > 100 htes./c.
- Dx≠:
  - Pseudohematuria: coloración rojiza por fármacos (Fe, rifampicina) y mioglobina (esfuerzos físicos, aplastamientos).
  - Uretrorragia: salida de sangre por el meato urinario sin relación directa con la micción, asociada a lesiones uretrales distales al esfínter.
- La et. + fr. en > 60 años es el tumor vesical, y entre los 40-60 años:
  - ♂: 1º tumor vesical, 2º litiasis, 3º infección.
  - ♀: 1º infección, 2º litiasis, 3º tumor vesical.
- PC: H, C, BQ y Rx de abdomen.
- **Tto.**:
  - Urgencia médica si existe inestabilidad hemodinámica o coágulos.
  - Sonda vesical antihematúrica de 3 vías del calibre 20/22.
  - Lavado vesical con SF para garantizar la permeabilidad de la sonda; no realizar si hay hematuria por ACO o infecciosas sin coágulos.
  - Ingesta abundante de líquidos (3 L/d) y, si no es posible, GS (1.000 mL/8 h); en caso de IC, reducir la sueroterapia ± furosemida en dosis de 20 mg/d i.v.
  - Si la Hb es < 7 g/dL: pruebas cruzadas y 2 CH (cada CH sube la Hb en 1 g).
  - Si existe sospecha de ITU, añadir ciprofloxacino en dosis de 250 mg/12 h por v.o. × 3 d.

ITU

Definiciones

- **Bacteriuria**:
  - Significativa: UFC ≥ 100.000 (micción media o sondaje vesical) o cualquier recuento si es orina de punción vesical suprapúbica o renal.
  - No significativa: UFC < 100.000.
  - Complicada: si existe alteración del aparato urinario o enfermedad de base-inmunodepresión.
  - Asintomática: bacteriuria significativa en un sujeto aparentemente sano.
- **Recidiva**: nueva bacteriuria por el mismo germen tras ATB correcta.
- **Reinfección**: nueva bacteriuria por un germen ≠ tras ATB correcta.
- **ITU inferior**: uretritis, cistitis y prostatitis.
- **Pielonefritis**: infección del parénquima renal.
- Sospechar **µorg. multirresistentes** si hay infección nosocomial, manipulación urológica reciente, sonda vesical permanente, BLEE, ATB hace < 3 meses.

Clínica

- **Cistitis y uretritis**: polaquiuria, tenesmo vesical, disuria, dolor suprapúbico, orina turbia, hematuria, secreción uretral.
- **Prostatitis**: se añade MEG, fiebre elevada, mialgias, escalofríos, dolor perineal o perianal. Tacto rectal (no masajear por el riesgo de sepsis): grande, caliente, sensible.
- **Pielonefritis**: dolor lumbar, fiebre, escalofríos y tiritona. A veces síntomas de ITU inferior los d previos.

PC

- **Orina**:
  - Tira reactiva: nitritos +, leucocituria.
  - Sedimento si la tira es normal: leucocitos con piuria (esterasa leucocitaria +), bacteriuria (nitritos +), cilindros leucocitarios (sugiere pielonefritis).
  - p. > 2 g/d y pH alcalino: sospechar μorg. productores de ureasa (*Proteus, Klebsiella*).
- **AS, Rx de abdomen, urocultivo**: no es necesario en las cistitis no complicadas.
- **ECO de abdomen**: realizar si presenta MEG, sepsis, sospecha de alteraciones de la vía urinaria u obstrucción, fiebre > 2-3 d pese a ATB correcta.

MG

- Ingesta de agua > 1,5 L/d, > 3 L/d si presenta pielonefritis.
- En la cistitis precoz con gran dolor, indicar espasmolítico: flavoxato en dosis de 200 mg/8 h × 2 d.
- En la prostatitis, indicar baños de asiento, cistostomía percutánea (si hay retención para evitar la manipulación uretral) y laxantes:
  - Lactulosa: 10 g/8 h.
  - Lactitol: 10 g/d.
- Analgésicos, antitérmicos, AINE, antieméticos.

Cistitis

- No complicada (premenopáusica, no embarazo, sin alteración aparato urinario):
  - Fosfomicina: 3 g en dosis única.
  - Cefuroxima: 500 mg/12 h.
- Complicada:
  - Fosfomicina: 3 g/d × 2 d; de elección en embarazadas.
  - Cefditoreno: 200 mg/12 h × 7 d.

- Ceftibuteno: 400 mg/d × 7 d.
- Ciprofloxacino: 500 mg/12 h × 7 d; no usar en embarazadas.

- Bacteriuria asintomática: fosfomicina (3 g en dosis única); I solo en embarazo, IQ, DM, inmunodepresión, sondaje traumático, vejiga neurógena.

Uretritis

- Tto. del paciente y parejas sexuales de los últimos 2 meses.
- Cefalosporina de 3ª generación en dosis única + doxiciclina × 7 d o azitromicina en dosis única:
  - Ceftriaxona: 1 g i.m.
  - Cefixima: 400 mg por v.o.
  - Cefditoreno: 400 mg por v.o.
  - Doxiciclina: 100 mg/12 h × 7 d por v.o.
  - Azitromicina: 2 g por v.o.

Prostatitis

- Sin FRi:
  - Ceftriaxona: 1 g/12-24 h i.v.
  - Cefotaxima: 1 g/6 h i.v.
- Sepsis o sospecha μorg. multirresistentes:
  - Meropenem: 1-2 g/8 h i.v.
  - Piperacilina-tazobactam: 4-0,5 g/8 h i.v.
- *Shock* séptico:
  - Meropenem (1-2 g/8 h i.v.) + amikacina (500 mg/12 h i.v.).
  - Si hay infección por *Enterococcus* spp., añadir vancomicina (1 g/12 h i.v.) o linezolid (600 mg/12 h i.v.); linezolid de elección si hay IR, sonda vesical o sospecha de endocarditis.
  - Si existe alergia a los β-lactámicos, indicar fosfomicina (2 g/6 h i v.) + amikacina (500 mg/12 h).

Pielonefritis

- No complicada:
  - Ceftriaxona (1 g i.m. o i.v.); al alta: cefixima (400 mg/d v.o.), cefditoreno (200 mg/12 h v.o.) × 7 d.
  - Si existe alergia a los β-lactámicos: ciprofloxacino (750 mg/12 h v.o.) × 7 d.
- Complicada:
  - Ceftriaxona (2 g i.v.) o cefotaxima (1 g/6-8 h i.v.) × 7 d.
  - Amikacina: 500 mg/12 h i.v.
  - Si existe alergia a los β-lactámicos: amikacina + aztreonam (1 g/d i.v.).

- Sepsis o sospecha de µorg. multirresistentes:
  - Meropenem: 1-2 g/8 h i.v.
  - Piperacilina-tazobactam: 4-0,5 g/8 h i.v.
  - Amikacina: 1 g/d i.v.
- *Shock* séptico:
  - Meropenem (2 g/8 h i.v.) + amikacina (1 g/d i.v.).
  - Si existe alergia a los β-lactámicos: aztreonam (1 g/8 h i.v.) + amikacina (1 g/d i.v.).
  - Si hay infección por *Enterococcus* spp., añadir vancomicina (1 g/12 h i.v.) o linezolid (600 mg/12 h i.v.) si existe IR.

IRA

- Reducción brusca del FG, en h o d.
- PC: AS, orina con iones y Cr, Rx de tórax y abdomen, ECO si hay sospecha de obstrucción.
- Es prioritario discriminar el tipo de IRA, mediante el cálculo de la EF-Na:
  - EF-Na = ($Na_O \times Cr_S$ / $Na_S \times Cr_O$) × 100.
    Unidades: Na_O y Na_S en mEq/L; Cr_S y Cr_O en mg/dL.
  - Resultado:
    - < 1 % = IRA prerrenal.
    - > 1 % = IRA renal (parenquimatosa u obstructiva).
- **IR prerrenal**:
  - MG: dieta con restricción proteica (30 g/d). Ctes. Vigilancia de la sobrecarga de vol. Canalización de una VVP, mejor de tipo Drum® (PVC entre 3 y 8 cm H_2O). Sondaje vesical (diuresis horaria). Corrección de las alteraciones electrolíticas y de la AcM (tratar si el pH es < 7,2). Protección gástrica.
  - Corrección de la causa desencadenante:
    - Disminución de la volemia: SF 1.000 mL en 1 h; después 1.000 mL en 6 h; luego analítica → SF 3.000 mL/d.
    - Anemia grave → IC o CI: trasfusión de CH.
    - IC: NTG + furosemida+ cloruro mórfico ± dopamina.
    - S. hepatorrenal: dieta hiposódica; restricción hídrica; espironolactona en dosis de 100-400 mg/d por v.o., no usar si existe hiper-K.
    - S. nefrótico: furosemida en dosis de 20 mg/6 h i.v. (máx. 250 mg/d). Si no se produce mejoría, añadir clortalidona en dosis de 50-100 mg/d. Si no, añadir espironolactona en dosis de 25-100 mg/d; controlar la hiper-K.
  - Diálisis: I si la Cr > 10 mg/dL, urea > 260 mg/dL, pericarditis urémica o uremia sintomática, sobrecarga de vol. con ICC, hiper-K, AcM. Contral cuando la enfermedad de base no vaya a mejorar.

- **Necrosis tubular aguda**:
  - Forzar la diuresis: furosemida en dosis de 20-40 mg/6 h i.v.; si no hay respuesta, indicar dopamina.
  - Diálisis: las mismas indicaciones.
- **IR obstructiva o posrenal**: si existe globo vesical o hidronefrosis ecográfica → sondaje vesical y, si se mantiene la anuria → nefrostomía percutánea urgente.

RABDOMIÓLISIS

- Enfermedad producida por necrosis muscular, que provoca la liberación a la circulación sanguínea de diversas sustancias, entre ellas la CK y la mioglobina.
- Causas + fr.: ejercicio físico excesivo, traumatismos, crisis convulsivas y drogas.
- Clínica: dolor, debilidad y tumefacción muscular; orina oscura; hipersensibilidad a la palpación muscular, s. compartimental y edema.
- PC:
  - CK:
    - Es el marcador más sensible, se ↑ sobre las 2-12 h de la lesión muscular, el pico máx. se produce a las 24-36 h, luego ↓ progresivamente un 40 % por d (si no se produce dicha ↓ sospechar s. compartimental o persistencia de su causa).
    - Requiere para su dx un ↑ de 5 veces el LSN, a expensas de la fracción MM (fracción MB < 6 %), en ausencia de IAM y ACV.
    - Mayor riesgo de IR si > 30 000 UI/L.
  - ↑ GOT y GPT, hiper-K, hiperuricemia, hiper-P, hipo-Ca precoz e hiper-Ca tardía.
  - Orina: mioglobinuria +; la hematuria sin htes. en el sedimento orienta al dx.
  - C: d CID.
  - ECG: si existe traumatismo torácico o ↑ la fracción CK-MB.
  - GA.
  - Detección de tóxicos si existe sospecha.
  - ECO renal: si se presenta IRA con EF-Na > 1 %.
- **Tto.**:
  - Objetivos: tratar la causa desencadenante, restituir la volemia, evitar la progresión a IRA, prevenir la hiper-K y favorecer la eliminación de mioglobina.
  - **MG**:
    - Abundantes líquidos (evitando zumos y frutas); dieta absoluta si presenta coma.

    - PICC para la medición horaria de la PVC.
    - Sondaje vesical y diuresis horaria.
  - **Tto. específico**:
    - SF en dosis de 2,5 mL/kg·h × 1-3 d: el objetivo es mantener la diuresis en 200-300 mL/h, hasta que la CK sea < 5.000 U/L.
    - Bicarbonato sódico 1 M a 26 mL/h, por vía independiente de la sueroterapia: el objetivo es mantener el pH urinario > 6,5, hasta que la CK sea < 5.000 U/L.
    - Una vez corregida la depleción de vol.:
      - Furosemida en dosis de 40-60 mg i.v.; luego, 20 mg/6 h i.v.
      - Manitol al 20 % en dosis única de 1 g/kg (350 mL para 70 kg) i.v. en 30 min, o 25 g (125 mL) i.v. seguida de 5 g/h (25 mL/h) hasta un máx. de 120 g/d (600 mL/d). Cuando el intervalo osmótico sea > 55 mOsm/L, o no se obtenga una diuresis de 200 mL/h, retirarlo por el riesgo de sobrecarga de vol. e hiperosmolaridad. Frente a la furosemida, tiene la ventaja de poder convertir una IRA oligúrica en no oligúrica, que tiene mejor pronóstico.
      - Furosemida + manitol solo si la CK es > 30.000 U/L.
    - Hemodiálisis: si existe hiper-K grave, AcM grave o IR oligúrica.
  - **Tto. de las complicaciones**:
    - Analgesia: paracetamol, metamizol magnésico. No usar AINE.
    - Tto. de la hiper-K y la hipo-Ca (solo si es sintomática o coexiste hiper-K grave).
    - S. compartimental: fasciotomía, si la presión compartimental es > 35 mm Hg.

RETENCIÓN AGUDA DE ORINA

- Clínica: imposibilidad repentina para la micción espontánea (la hipertrofia benigna de próstata es la causa + fr.) ± dolor suprapúbico, agitación y clínica vagal, con globo vesical a la EF.
- PC: AS, orina. La Rx de abdomen no es urgente. Si existe IR → ECO (dx de obstrucción y diferenciar IRA de IRC).
- **Tto.**:
  - Sondaje vesical:
    - Evacuación intermitente: pinzar cada 250 mL × 10-15 min, para evitar la hematuria *ex vacuo*, la hipotensión y/o la diuresis posobstructiva.
    - Contral si hay sospecha de rotura uretral, prostatitis o uretritis aguda.
    - Si no se consigue o está contral el sondaje, realizar punción suprapúbica por el urólogo de guardia.

    - Retirar el sondaje en 48 h: si no se logra la micción espontánea, repetir el sondaje y, si es imposible tras 3 intentos, indicar sonda permanente.
  - AINE por v.o.
  - Bloqueadores α: ↓ necesidad de volver a cateterizar tras la retirada de la sonda.
    - Alfuzosina: 10 mg/d por v.o.
    - Tamsulosina: 0,4 mg/d por v.o.
  - ATB, solo si existe ITU evidente:
    - Ciprofloxacino (250 mg/12 h) o norfloxacino (400 mg/12 h) o trimetoprima-sulfametoxazol (160/800 mg 1 comp./12 h) × 3 d.
    - Si hay FRi de endocarditis o sondaje traumático: ciprofloxacino (500 mg/12 h) × 3 d.

SÍNDROME NEFRÍTICO AGUDO

- Respuesta inflamatoria aguda del glomérulo ante diversos estímulos: GN posinfecciosa, GN primarias, EAS.
- Clínica: hematuria de origen glomerular (htes. dismórficos, acantocitos, cilindros hemáticos en el sedimento) + ≥ 1 de los siguientes: edema, HTA, oliguria (< 400 mL/d), proteinuria en rango no nefrótico (< 3 g/d) y deterioro de la función renal.
- PC: AS (H, C, GUCI, Ca, p., perfil hepático, CK), orina (leucocituria, proteinuria y lipiduria), GA, ECG, Rx de tórax.
- **Tto.**:
  - MG: control diario del peso. Restricción hídrica (1.000 mL/d). Dieta hiposódica estricta (< 2-3 g de sal/d). Restricción proteica (30 g/d) si existe IR.
  - Tto. de los edemas y la HTA:
    - Furosemida en dosis de 20 mg/6 h i.v. (máx. 250 mg/d) ± clortalidona en dosis de 50-100 mg/d por v.o. ± hidralazina en dosis de 25 mg/6 h por v.o. ± nifedipino en dosis de 60 mg/d por v.o.
    - No usar diuréticos ahorradores de K (amilorida, espironolactona, triamtereno).
  - Tto. de los T-he y del EAB.
  - Diálisis: si existe EAP, HTA con oligoanuria, hiper-K, AcM e IR grave (pericarditis, encefalopatía urémica).
  - ATB solo si hay infección activa; si el cultivo faríngeo o cutáneo es + a estreptococo A, indicar penicilina G benzatina en dosis única i.m. de 1.200.000 UI.

SÍNDROME NEFRÓTICO

- Forma clínica de presentación de enfermedades que cursan con proteinuria masiva o rango nefrótico (> 3-3,5 g/d) ± hipoalbuminemia ± edemas ± hiperlipidemia ± hipercoagulabilidad.

- PC: AS (H, C, GUCI, Ca, p., albúmina), orina (leucocituria, proteinuria y lipiduria), ECG, Rx de tórax y abdomen, GA (ɖ TEP), ECO de abdomen (ɖ trombosis de vena renal si se produce un empeoramiento súbito de la Cr, dolor lumbar agudo y hematuria).
- **Tto.**:
  - MG: control diario del peso. Restricción hídrica (1.000 mL/d). Dieta hiposódica estricta (< 2-3 g de sal/d). Restricción proteica (30 g/d) si existe IR.
  - Tto. de la HTA: el objetivo es una TA < 130/80 mm Hg.
    - IECA de elección si no existe hiper-K (efecto antiproteinúrico): enalapril (5 mg/d), captopril (25-50 mg/8 h) por v.o.
    - ARA2 si existe intolerancia a los IECA (tos): losartán (50 mg/d), candesartán (16 mg/d) por v.o.
  - Tto. de los edemas: furosemida en dosis de 20 mg/6 h i.v. (máx. 250 mg/d) ± clortalidona (50-100 mg/d) ± espironolactona (25-100 mg/d).
  - HBPM en dosis profiláctica si se guarda reposo, hay edemas importantes o alto riesgo enfermedad tromboembólica (p. ej., nefropatía membranosa).
  - Tto. de la hiperlipidemia: atorvastatina (10 mg/d por v.o.).
  - IRA:
    - Si cursa con hipo-TA, indicar dopamina.
    - Valorar la administración de albúmina al 20 % en dosis de 0,5-1 g/kg·d si existe depleción grave del vol. intravascular.
    - Diálisis: en el EAP con IR oligoanúrica o hiper-K grave refractarios.
  - ATB:
    - Solo si hay una infección activa y según el foco.
    - Sin foco, indicar cefepima en dosis de 2 g/12 h, ceftriaxona en dosis de 2 g/d o piperacilina-tazobactam en dosis de 4+0,5 g/8 h i.v.
  - Tto. Et.

BIBLIOGRAFÍA

Aguado JM, Almirante B, Fortún J (eds.). Protocolos clínicos de la SEIMC (Sociedad Española de Enfermedades Infecciosas y Microbiología). IV Infección urinaria. Disponible en: https://seimc.org/documentos-cientificos/infecciones-por-organo-sistema/infeccion-urinaria

Cabrera F, Domínguez F. Urgencias médicas (edición de bolsillo). 3ª ed. Madrid: Marbán; 2016.

Jameson JL, Longo DL, Fauci AS, Kasper DL, Hauser SL, Loscalzo J. Harrison. Manual de medicina interna. 20ª ed. Madrid: McGraw-Hill Interamericana; 2019.

Jiménez-Murillo L, Montero-Pérez FJ. Medicina de urgencias y emergencias. Guía diagnóstica y protocolos de actuación. 6ª ed. Madrid: Elsevier; 2018.

Suárez-Pita D, Vargas-Romero JC, Salas Jarque J (eds.). Manual de diagnóstico y terapéutica médica del Hospital Universitario 12 de Octubre. 8ª ed. Madrid: MSD; 2016.

Neumología

9

C. M.ª Romero Barco, S. Manrique Arija y G. Díaz-Cordovés

PUNTOS CLAVE

- Son criterios de priorización en un paciente con disnea el síncope, la hipo-TA, los síntomas vegetativos, el pulso no rítmico y los signos de IRe o IC.
- Los agonistas β-adrenérgicos de acción rápida (salbutamol) y corticoides orales (prednisona) son el tratamiento inicial de elección de la crisis asmática.
- El análisis del líquido pl. es esencial en el dx et. del derrame pl.
- En los pacientes con EPOC descompensada, hay que tener precaución con la O_2 para evitar el riesgo de encefalopatía hipercápnica.
- Las enfermedades que + frecuentemente originan hemoptisis son las bronquiectasias, la bronquitis crónica y el carcinoma broncogénico.
- La ATB empírica precoz, antes de que trascurran 4 h desde la llegada del enfermo a urgencias, mejora el pronóstico de la neumonía.
- La presencia de taquicardia, hipo-TA y cianosis debe hacer sospechar que el neumotórax es a tensión (urgencia vital).
- El TEP representa un reto diagnóstico, ya que con frecuencia es muy anodina tanto su presentación clínica como la EF.

DISNEA

- Sensación subjetiva de falta de aire.
- Escala del MRC:
  - 0: solo con ejercicio intenso (normal).
  - 1: al andar deprisa o en leve cuesta.
  - 2: al andar en llano.
  - 3: necesidad de parar a los 100 m.
  - 4: no puede salir de casa o es incapaz para el autocuidado.
- Dx clínico:
  - Obstrucción de la vía aérea: la disnea inspiratoria sugiere afectación extratorácica (estridor laríngeo); la espiratoria, origen intratorácico.

  - Pleural: dolor en la región lateral del tórax, a punta de dedo, punzante, agudo, intenso, empeora con la respiración y la tos.
  - Parenquimatosa: fiebre, tos con expectoración, hemoptisis, dolor pleurítico, s. constitucional.
  - EAP: la ortopnea y la tos con expectoración rosada sugiere IC.
  - TEP: disnea súbita, dolor, tos, hemoptisis, síncope, agitación.
  - Neuromuscular: astenia, fatigabilidad, somnolencia.
  - Ansiedad: dolor psicógeno, mareos, espasmos carpopedales, disestesias bucales.
- SOS si hay síncope, hipo-TA, síntomas vegetativos, pulso no rítmico y signos de IRe o IC.
- PC:
  - $SatO_2$: si es < 90 %, indicar O_2.
  - GA: IRe (P_aO_2 < 60 mm Hg) con/sin hipercapnia (P_aCO_2 > 45 mm Hg); pH variable.
  - AS, Rx de tórax, ECG.
  - ETT, angio-TC, GPVP, ECO y TC pulmonar según la sospecha clínica.
- Criterios de gravedad de la IRe:
  - Clínicos: > 35 r.p.m., incapacidad para toser, ↓ del nivel de consciencia, incoordinación toracoabdominal, anemia o IC.
  - Gasométricos: P_aO_2 < 35 mm Hg a pesar de la O_2, pH < 7,2.
- **Tto.**:
  - MG: incorporar a 45°, canalizar una VVP y/o PICC (SG al 5 % a 7 got./min), eliminación de secreciones, antitérmicos, analgésicos. Contral depresores del SNC.
  - O_2:
    - gn: no se puede estimar la FiO_2, su capacidad está en función de la capacidad inspiratoria del paciente.
    - VK: I si la P_aO_2 es < 60 mm Hg; empezar con una FiO_2 del 24 %, y ↑ si no ↑ la P_aCO_2 tras 20-30 min.
    - MR: pueden alcanzar una FiO_2 > 90 % a 10 r.p.m.
  - Valorar la VMNI si:
    - Tras la O_2 no se alcanzan una P_aO_2 y una P_aCO_2 aceptables.
    - Coexisten AcR y AcM.
    - ↓ del nivel consciencia.
  - Et.

CRISIS ASMÁTICA

- Episodio de empeoramiento de la situación basal del paciente asmático, generalmente por infecciones de las VRA o IT. ACP: sibilancias.

- PC:
  - PEF, FEV1.
  - GA solo si la $SatO_2$ es < 90 %.
  - AS y Rx de tórax si hay fiebre, dolor torácico o disnea intensa.
- MG:
  - Sedestación.
  - Ctes.: Tª, TA, FC, FR, $SatO_2$ cada 6-8 h.
  - VK o MR al 28-32 % para obtener una $SatO_2$ > 92 % (> 95 % en cardiópatas).
  - SG al 5 % a 7 got./min (21 mL/h).
  - No indicar sedantes.
- **Tto. farmacológico**:
  - Crisis leve (PEF o FEV_1 ≥ 70 %):
    - Salbutamol: 5 mg (1 mL) en 4 mL de SF a 8 L/min en 15-20 min hasta 3 veces cada 20-30 min, o 200-400 µg (2-4 pulsaciones) cada 20 min × 1 h, y luego cada 3-4 h si se precisa.
    - PD en dosis de 50 mg/d por v.o. × 5-10 d, con suspensión sin descenso progresivo.
  - Crisis moderada-grave (PEF o FEV_1 < 70 %):
    - Salbutamol: 5 mg (1 mL) en 4 mL de SF a 8 L/min en 15-20 min hasta 3 veces cada 20-30 min, o 400-800 µg (4-8 pulsaciones) cada 10-15 min.
    - Bromuro de ipratropio: 1 mL de sol. de 500 µg en 3 mL de SF cada 20 min, u 80-160 µg(4-8 pulsaciones) cada 10-15 min.
    - Salbutamol + bromuro de ipratropio (sol. inh. con 0,5 +2,5 mg) cada 6 h: alternativa + rápida que la administración separada de ambos fármacos.
    - PD en dosis de 50 mg/d por v.o. × 5-10 d, con suspensión sin descenso progresivo; si no es posible la v.o., hidrocortisona en dosis de 100-200 mg/6 h i.v.
    - Si hay mala respuesta, añadir:
      - Budesonida: 2 mL de sol. con 500 µg diluidos en 3 mL de SF a 8 L/min en 15-20 min/6 h, o una pulsación de 400 µg/6 h.
      - Sulfato de magnesio: dosis única de 1-2 g en 100 mL de SG al 5 % i.v. en 15 min; solo si el cuadro es muy grave.
      - No se recomienda teofilina (escaso efecto broncodilatador, fr. efectos 2º) ni adrenalina s.c. (excepto si existe anafilaxia).

DERRAME PLEURAL

- Acumulación patológica de líquido en el espacio pl.
- Clínica: disnea + dolor pleurítico + tos. ACP: ↓ del MV.

- PC:
  - $SatO_2$.
  - AS con C.
  - Rx de tórax: si es pequeño, solo se observa obliteración del seno costofrénico → ↑ de la densidad en la Rx en decúbito lateral del lado afectado → masivo con opacificación del hemitórax.
  - ECO: I si dx o localización dudosa, toracocentesis dirigida (a tensión, dx et., IRe).
  - Líquido pl.:
    - Celularidad:
      - Hto. pl./s < 0,5 es serohemático (neoplasia, embolia); > 0,5 es hemorrágico (traumatismo, yatrogenia).
      - Predominio de PMN: neumonía, embolia, pancreatitis, absceso.
      - Predominio linfocítico: TBC, neoplasias.
      - Eosinofilia: paraneumónicos, parasitosis, fármacos.
      - Basofilia: ɖ leucemia.
    - BQ:
      - Glucosa < 60 mg/dL: paraneumónico o paraneoplásico.
      - Amilasa ↑: pancreatitis, rotura esofágica.
      - LDH: marcador de inflamación pl.
      - pH < 7,2: implica la necesidad de drenaje si la et. es infecciosa.
      - Quilotórax (lechoso) si los TG > 110 mg/dL, el cociente de TG pl./s > 1 y el colesterol pl./s < 1; pseudoquilotórax si el colesterol pl./s > 1.
      - ADA: ɖ TBC.
- Dx≠:
  - Trasudado (80 % ICC, cirrosis, s. nefrótico). Puede ayudar pro-BNP.
  - Exudado (infección, TEP, neoplasia, EAS) si cumple ≥ 1 condición:
    - Cociente de p. pl./s > 0,5.
    - Cociente de LDH pl./s > 0,6.
    - LDH pl.> $^2/_3$ LSN de LDH s.
- **Tto.**:
  - Paraneoplásico conocido y recidivante: pleurodesis.
  - Con IRe: toracocentesis evacuadora, máx. 1.500 mL para evitar el edema pulmonar.
  - Hemotórax: toracotomía si hay sangrado > 200 mL/h × 3 h o la cuantía inicial es > 1.500 mL.
  - Paraneumónico:
    - Toracostomía si hay empiema, pH < 7, glucosa < 40 mg/dL o cultivo +.
    - Fibrinolíticos (estreptocinasa) si hay loculaciones y/o empiema.
    - ATB.

DESCOMPENSACIÓN DE LA EPOC

- Episodio de empeoramiento agudo de la situación basal del paciente, generalmente por infección viral, con ↑ de la disnea, tos y/o expectoración (si es purulenta, sospechar infección bacteriana). ACP: roncus y sibilancias difusas (que se modifican con la tos si hay retención de secreciones), crepitantes (difusos si hay IC, localizados si hay neumonía), ↓ del MV (enfisema, neumotórax, derrame pl.).
- PC:
  - $SatO_2$ y GA: comparar con previas.
  - AS, Rx de tórax, ECG.
  - Cultivo de esputo, y hemocultivo si hay fiebre.
  - BNP para d IC como origen de la disnea.
  - Dímero D y angio-TC si se sospecha de TEP.
- MG:
  - Sedestación; decúbito supino con la cabecera a 30° si existe inestabilidad hemodinámica o de la consciencia.
  - Ctes.: Tª, TA, FC, FR, $SatO_2$ cada 6-8 h.
  - Aspiración de secreciones.
  - O_2 con VK y FiO_2 al 24-28 %, ↑ si es necesario con GA cada 30-60 min, para mantener la $SatO_2$ en un 88-90 % o la P_aO_2 > 60 mm Hg sin ↑ de la PCO_2 > 10 mm Hg ni ↓ del pH > 7,3. Una vez mejore el paciente, indicar gn a 1-2 L/min; si no mejora, valorar VMNI (BiPAP).
  - PICC con SG al 5 % a 21 got./min (1.500 mL/d).
- Tto. farmacológico:
  - Salbutamol en dosis de 5 mg (1 mL) + bromuro de ipratropio en dosis de 1 mL de sol. de 500 µg, en 3 mL de SF a 8 L/min en 15 min, a las 0, 1 y 2 h; luego cada 6 h.
  - Salbutamol + bromuro de ipratropio (sol. Inh. con 0,5 + 2,5 mg) cada 6 h: alternativa + rápida que la administración separada de ambos fármacos.
  - PD en dosis de 40 mg/d por v.o. × 7-14 d, con suspensión sin descenso progresivo. Si no es posible la v.o.:
    - Metilprednisolona: 40 mg/d i.v.
    - Budesonida: 400 µg/12 h inh.
  - ATB solo si hay sospecha de infección bacteriana (↑ de la disnea, ↑ del vol. del esputo, esputo purulento):
    - FEV_1 > 50 % sin comorbilidad: amoxicilina/ácido clavulánico.
    - FEV_1 < 50 % o comorbilidad: levofloxacino; ciprofloxacino si hay FRi para *Pseudomonas aeruginosa*.

HEMOPTISIS

- Expulsión por la boca de sangre procedente del aparato respiratorio.
- Et. fr.: respiratoria (bronquiectasias, bronquitis crónica, carcinoma, neumonía y TBC), cardiovascular (TEP), idiopática.
- Clasificación:
  - Esputo hemoptoico: teñido de sangre.
  - Franca: sangre pura.
  - Masiva: > 500 mL/d, > 100 mL/h, inestabilidad hemodinámica, IRe.
- PC:
  - GA si la $SatO_2$ es < 90 %.
  - AS: Hto. (determina la cronicidad del sangrado), C, orina y función renal (s. de Goodpasture, granulomatosis con poliangitis, granulomatosis de Wegener), pro-BNP (sospecha de IC), dímero D (sospecha de TEP), Ac específicos (ANA, ANCA, AMBG, ACL).
  - Rx de tórax.
  - ECG: cardiopatía, TEP.
  - ETT: endocarditis, estenosis mitral, signos de HTP.
  - Mantoux, serologías, cultivo de esputo (incluidas micobacterias) y sangre.
- MG:
  - Trendelenburg (decúbito supino con la cabeza más baja que los pies), y decúbito lateral sobre el lado del sangrado (si se sabe).
  - Ctes. vitales por turnos.
  - Cuantificación diaria de la hemoptisis.
  - Dieta absoluta.
  - PICC: GS (1.500 mL/d), SF (3.000 mL/d) si es masiva.
  - Sangre en previsión:
    - Trasfundir si el Hto. es < 27 %.
    - mL necesarios de htes. = kg × Δ Hto. deseado (1 bolsa de htes. = 300 mL).
  - O_2 e IOT si se precisa.
  - Broncoscopia: localización y detención del sangrado.
  - Angiografía: solo para la embolización si existe refractariedad o inestabilidad hemodinámica.
- **Tto.**:
  - Codeína: 30 mg/6-8 h.
  - Ácido tranexámico: 500 mg/8 h i.v. lenta o 1.000 mg/8 h por v.o.
  - ATB: amoxicilina-acido clavulánico, azitromicina o levofloxacino (de elección si hay bronquiectasias).
  - Metilprednisolona: 60-120 mg i.v. en bolo y luego 20-40 mg/6-8 h i.v., si hay broncoespasmo.
  - Corregir los trastornos de la hemostasia y el *shock* hipovolémico, si se detectan.

NEUMONÍA

Dx

- Presencia de infiltrado en la Rx de tórax no atribuible a otra et. + síntomas:
  - NAC típica (*StPn*, HI): inicio súbito de fiebre, escalofríos, tos con expectoración purulenta, disnea y dolor pleurítico. ACP: ↓ del MV, crepitantes, soplo tubárico.
  - NAC atípica (*Mycoplasma pneumoniae*):
    - Jóvenes con tos seca, alteraciones gastrointestinales, artromialgias y MEG.
    - Ancianos con cuadro insidioso y paucisintomático.
- La NN, a diferencia de la NAC, aparece a partir del 2.º-3.er d de ingreso, incluso hasta 10 d después del alta hospitalaria:
  - NNP: antes del 5.º d, por aspiración de flora endógena.
  - NNT: después del 5.º d, por μorg. nosocomiales multirresistentes.
- PC:
  - AS: PCR (si es > 100 mg/L, se recomienda iniciar la ATB), PCT (marcador de infección bacteriana, su ↑ = gravedad y, si ↓, permite acortar la duración de la ATB).
  - GA si la $SatO_2$ es ≤ 92 %.
  - Esputos: Gram, cultivo.
  - Orina: Ag de neumococo y legionela.
  - Hemocultivos.
  - Frotis nasofaríngeo si hay sospecha de gripe A.
  - Toracocentesis dx si hay derrame > 1 cm o sospecha de empiema.

MG

- Valorar la gravedad (CURB65).
- Ingesta de agua > 2 L/d o SF a 21 got./min (63 mL/h).
- Analgésicos, antitérmicos, AINE.
- O_2: VK o reservorio (28-50 %) si hay IRe aguda, MVNI si la $SatO_2$ es ≤ 92 %.

ATB

- Alta domiciliaria: amoxicilina-ácido clavulánico + macrólido (claritromicina o azitromicina) o monoterapia con quinolona (moxifloxacino o levofloxacino) por v.o. × 7 d.
- Ingreso hospitalario: amoxicilina-ácido clavulánico o cefalosporina de 3.ª generación (ceftriaxona o cefotaxima) + macrólido (claritromicina) o monoterapia con quinolona (levofloxacino) × 10 d, inicialmente i.v. para luego pasar a la v.o. en cuanto sea posible.

- Ingreso en UCI: cefalosporina de 3.ª (ceftriaxona o cefotaxima) o 4.ª generación (cefepima) + quinolona (levofloxacino) o macrólido (claritromicina o azitromicina) i.v. Si existe alergia a las penicilinas o a las cefalosporinas, indicar levofloxacino + aztreonam.
- Sospecha de *Pseudomonas*:
  - β-lactámico antineumocócico y antipseudomonas (cefepima, meropenem o piperacilina-tazobactam) + quinolona (moxifloxacino o levofloxacino) i.v.
  - Piperacilina-tazobactam + aminoglucósido (tobramicina o amikacina) + azitromicina i.v.
  - Piperacilina-tazobactam + aminoglucósido (tobramicina o amikacina) + levofloxacino i.v.
  - Si existe alergia a las penicilinas o a las cefalosporinas, indicar aztreonam.
- Sospecha de SARM: de elección vancomicina; si existe IR, linezolid.
- Por aspiración: amoxicilina-ácido clavulánico o meropenem o ceftriaxona + clindamicina.
- Gripe A: oseltamivir.
- NNP: monoterapia i.v. × 7-10 d con ceftriaxona o cefepima o levofloxacino.
- NNT: combinación i.v. × 14 d de uno de los ATB de NNP + un ATB específico según el µorg. sospechoso:
  - Anaerobios: clindamicina.
  - *StA*: vancomicina o teicoplanina.
  - *Legionella*: claritromicina. No es necesario añadir si se usó levofloxacino.
  - *Acinetobacter*: combinación i.v. × 14 d de amikacina + carbapenem (meropenem o imipenem).

NEUMOTÓRAX

- Acumulación patológica de aire en el espacio pl.
- Et. del neumotórax espontáneo: rotura de bullas en jóvenes fumadores, EPOC, neumonías necrosantes, etc.
- Clínica: disnea + dolor pleurítico súbitos.
  - ACP: ↓ del MV, con timpanismo a la percusión e hipofonía. Puede asociar enfisema subcutáneo (crepitación a la palpación cutánea).
  - Si cursa con taquicardia, hipotensión y cianosis, sospechar neumotórax a tensión (urgencia vital).
- PC:
  - ↓ de la $SatO_2$ y ↑ de la diferencia alveoloarterial de O_2.
  - Rx de tórax posteroanterior en la espiración forzada o en decúbito lateral contralateral: se observa la línea pl. que dibuja el contorno

del pulmón colapsado, con una interrupción de la vascularización. Si hay nivel hidroaéreo, sugiere hidroneumotórax, que, en el caso de ser abundante, debe hacer sospechar la presencia de hemotórax.
- ECO si hay emergencia: ausencia de deslizamiento pulmonar y líneas B, presencia del punto pulmonar.

- **Tto.**:
  - MG:
    - Abandono del tabaco.
    - Reposo en cama con la cabecera elevada.
    - PICC con SF a 21 got./min (63 mL/h).
    - VK al 28 %.
    - Analgésicos.
    - HBPM en dosis profilácticas si hay FRi y no existe hemoneumotórax.
  - Leves (< 20 % del hemitórax):
    - Si clínicamente está estable, mantener en observación, repetir la Rx de tórax a las 6 h para d progresión, y si hay estabilidad, proceder al alta.
    - El neumotórax secundario requiere hospitalización.
  - Grandes y/o inestabilidad clínica: toracocentesis con tubo de drenaje.

TEP

- Generalmente 2.º a TVP de los MMII, sospechar si existe disnea aguda, dolor pleurítico y hemoptisis.
- Las PC son siempre necesarias, dada la clínica y la EF tan frecuentemente anodinas:
  - $SatO_2$.
  - GA:
    - IRe hipoxémica e hipocapnia, que no se corrige con O_2 (áreas mal perfundidas pese a buena ventilación).
    - SOS por riesgo ulterior de sangrado si I de fibrinólisis.
  - C: necesaria antes del tto.
  - Dímero D:
    - ↑ VPN: < 500 ng/mL, excluye TEP.
    - ↓ E: se puede ↑ en edad avanzada, cáncer, infecciones o embarazo.
  - Troponina y BNP ↑ son factores de mal pronóstico.
  - Imagen:
    - Rx de tórax: suele ser N.
    - Angio-TC: no existe correlación entre la extensión y la gravedad clínica.

  - GPVP: en lugar de angio-TC si existe alergia a los contrastes yodados, IR o embarazo.
  - ETT: si hay inestabilidad hemodinámica, valorar la sobrecarga del VD.
- **Tto.**:
  - MG:
    - Identificación y tto. et.
    - Valorar el riesgo de sangrado farmacológico.
    - Iniciar el tto. antes de la confirmación dx si existe riesgo clínico moderado-alto.
  - Sin repercusión hemodinámica:
    - VVP con SF a 21 mL/h.
    - O_2.
    - Cloruro mórfico: dosis inicial de 10 mg (1 mL) en 9 mL de SF (1 mg/mL) a 2 mg/min i.v. hasta la desaparición del dolor o un máx. de 10 mg; si a los 10 min persiste el dolor o la ansiedad, repetir la pauta, y luego cada 6 h.
    - Enoxaparina en dosis de 1 mg/kg·12h s.c. × 5-7 d, iniciando al 3.er d acenocumarol.
      - En pacientes oncológicos no usar acenocumarol, solo la HBPM.
      - Una alternativa a la HBPM son el fondaparinux y los anticoagulantes de acción directa.
  - Con repercusión hemodinámica:
    - PICC: cargas de SF en dosis de 300 mL/20 min; si existe refractariedad, dopamina y, posteriormente, dobutamina.
    - Bicarbonato sódico 1 M si el pH es < 7,2.
    - IOT si se precisa.
    - HNF:
      - De elección en pacientes con ClCr < 30 mL/min, alto riesgo de sangrado (se puede antagonizar con protamina), pesos extremos, ancianos e inestables con alta sospecha aún sin confirmar.
      - 5.000 UI i.v. en bolo (5 mL de la dilución al 1 % o 1 mL de la dilución al 5 %).
    - Trombolíticos (UCI):
      - I, tras bolo i.v. inicial de HNF, si se presenta shock o la TAS es < 90 mm Hg.
      - De elección rtPA.
      - A las 6 h de finalizar el fibrinolítico, si el TTPa es < 1,5-2 veces el valor N, continuar con HBPM, fondaparinux o HNF.

BIBLIOGRAFÍA

Cordovilla R, Bollo de Miguel E, Núñez Ares A, Cosano Povedano FJ, Herráez Ortega I, Jiménez Merchán R. Diagnóstico y tratamiento de la hemoptisis. Arch Bronconeumol. 2016;52(7):368-77.

Grupo de Trabajo de GesEPOC. Guía de práctica clínica para el diagnóstico y tratamiento de pacientes con enfermedad pulmonar obstructiva crónica (EPOC) - Guía Española de la EPOC (GesEPOC). Agudización de la EPOC. Arch Bronconeumol. 2017;53:46-62.

Jiménez-Murillo L, Montero-Pérez FJ. Medicina de urgencias y emergencias. Guía diagnóstica y protocolos de actuación. 6ª ed. Madrid: Elsevier; 2018.

Levy BD, Choi AK. Síndrome de insuficiencia respiratoria aguda. En: Longo DL, Kasper DL, Jameson J, Fauci AS, Hauser SL, Loscalzo J (eds.). Harrison. Principios de medicina interna. 19.° ed. Nueva York: McGraw-Hill; 2016.

Light RW. Trastornos de la pleura y el mediastino. En: Longo DL, Kasper DL, Jameson J, Fauci AS, Hauser SL, Loscalzo J (editors.). Harrison. Principios de medicina interna. 19ª ed. Nueva York: McGraw-Hill; 2016.

Piñera Salmerón P, Delgado Romero J, Domínguez Ortega J, Labrador Horrillo M, Álvarez Gutiérrez FJ, Martínez Moragón E, et al. Documento de consenso para el manejo del paciente asmático en urgencias. Emergencias. 2018;30(4):268-77.

Suárez-Pita D, Vargas-Romero JC, Salas Jarque J (eds.). Manual de diagnóstico y terapéutica médica del Hospital Universitario 12 de Octubre. 8ª ed. Madrid: MSD, 2016. p.453-571.

Villena Garrido V, Cases Viedma E, Fernández Villar A, de Pablo Gafas A, Pérez Rodríguez E, Porcel Pérez JM, et al. Normativa sobre el diagnóstico y tratamiento del derrame pleural. Actualización. Arch Bronconeumol. 2014;50(6):235-49.

Neurología

10

N. Mena Vázquez, A. Fernández Nebro y F. G. Jiménez Núñez

PUNTOS CLAVE

- En el abordaje diagnóstico-terapéutico del paciente con cefalea, es prioritario ɖ síntomas y signos de alarma.
- Se debe valorar la administración empírica y conjunta de glucosa hipertónica, tiamina, naloxona y flumazenilo en pacientes críticos en coma de causa desconocida.
- Ante una primera crisis epiléptica, es imprescindible la valoración por neurología.
- El código ictus requiere el reconocimiento precoz de los pacientes candidatos, con el objetivo de reducir su mortalidad y dependencia para la realización de las actividades de la vida diaria.
- La combinación i.v. de midazolam y haloperidol, a la menor dosis y duración posible, es el tto. de elección del s. de agitación psicomotriz.

CEFALEA

- Es importante diferenciar entre cefaleas 1.ª y 2.ª:
  - Síntomas de alarma: cefalea en trueno (inicio súbito e intenso), ausencia de cefaleas similares previas, infección concomitante, alteración del estado mental o crisis epilépticas, desencadenada por el esfuerzo, cefalea de novo en pacientes > 50 años, tto. inmunosupresor, alteraciones visuales, embarazo o posparto, en tto. con ACO o fármacos vasoactivos.
  - Signos de alarma: alteración de las ctes. vitales, exploración neurológica anormal, ↓ del nivel de consciencia, meningismo, apariencia tóxica y papiledema.
  - PC si hay síntomas de alarma:
    - TC craneal urgente.
    - RFA (PCR y/o VSG) en pacientes > 50 años para ɖ ACG.
    - Si la TC es N, pero hay sospecha de HSA (cefalea en trueno o tras el esfuerzo), realizar PL.
    - Si la TC es N y la PL no muestra HSA, contactar con neurología para el estudio.

- **Tto. en urgencias de las cefaleas 1.ª**:
  - **Migraña** (recurrente, pulsátil, hemicraneal, náuseas, sonofotofobia, ± aura):
    - Sumatriptán (6 mg s.c.) + antiemético.
    - Alternativa: AINE i.v. + antiemético.
    - Se puede asociar dexametasona (10-25 mg i.v. o i.m.), si es refractaria o para prevenir la cefalea de rebote.
  - **Cefalea en racimos** (♂, 1-3 veces/d × varias sem. con intervalos libres, orbitaria o temporal, con inyección conjuntival, lagrimeo, rinorrea, miosis y ptosis palpebral del mismo lado):
    - O_2 al 100 % a 12 L/min ± sumatriptán (6 mg s.c.).
    - Añadir MPD (50-80 mg i.v.), continuar con PD (60-100 mg/d) × 5 d y, posteriormente, reducir 10 mg cada d hasta suspender.
  - **Neuralgia del trigémino** (patrón de presentación variable, espontánea o tras determinadas acciones):
    - Carbamazepina: 100 mg/12 h por v.o., máx. 1.200 mg/d. Alternativas: oxcarbazepina (300 mg/12 h por v.o., máx. 600 mg/12 h); o eslicarbazepina (400 mg/d por v.o., máx. 1.200 mg/d).
    - Si la crisis es muy intensa: fenitoína en dosis de 14 mg/kg i.v. diluida en 250 mL de SF a pasar en más de 30 min, con monitorización cardiológica. Alternativa: lacosamida en dosis de 100-200 mg i.v. diluida en 250 mL de SF en más de 30 min, con monitorización cardiológica.

COMA

- Disminución del estado de consciencia, de intensidad variable (somnolencia, obnubilación, estupor y coma profundo).
- Requiere valoración inmediata (ABCDE) ± soporte vital.
- Ante un coma de causa desconocida, podría valorarse la administración empírica y conjunta de los siguientes, pero se recomienda según la indicación:
  - Hipoglucemia: glucosa hipertónica al 50 % (1 mL = 500 mg) en dosis de 20 g i.v.
  - Desnutrición o alcoholismo: tiamina en dosis de 100 mg i.m. o i.v. lenta.
  - Miosis y depresión respiratoria o abuso de opioides: naloxona en dosis de 0,4 mg en bolo i.v. cada 2-3 min, hasta un máx. de 2 mg.
  - Intoxicación por BZD: flumazenilo en dosis de 0,3 mg en bolo i.v. cada 30 s, hasta un máx. de 2 mg.
- Ausencia de respuesta a las medidas iniciales:
  - Valoración reglada:
    - Focalidad o HTIC: TC craneal.

- Fiebre y/o meningismo: TC y PL.
- Ausencia de signos previos: ampliar estudio analítico, RM, EEG.

– Descartar origen psicógeno.

- Sí existe HTIC:
  – Hiperventilación mecánica.
  – Manitol al 20 % en dosis de 1 g/kg i.v. en 20 min; luego 0,5 g/kg·6 h × 3 d.
  – Dexametasona: 8 mg i.v. en bolo; luego 4 mg/6 h.

CRISIS EPILÉPTICA

- Manejo de la 1.ª crisis:
  – Exploración neurológica y d causas etiológicas de crisis sintomáticas agudas: tóxicos/fármacos, fiebre/meningitis/encefalitis, lesión cerebral, T-he.
  – Solicitar AS con H, C, BQ, iones con Ca^{++} y Mg; TC craneal urgente y llamar a neurología.
- Crisis en un paciente epiléptico:
  – Niveles de fármacos.
  – Solo TC urgente en caso de crisis ≠ a las habituales o alteración en exploración neurológica.
- Tto. agudo de la crisis epiléptica generalizada tonicoclónica (estatus epiléptico si dura > 5 min o aparecen varias crisis sin recuperación entre ellas)
  – Cánula de Guedel, O_2 a alto flujo.
  – Revertir las causas.
  – SF de mantenimiento (21 mL/h): no se recomienda el uso de soluciones glucosadas ni excederse de vol.
  – **Fármacos para subyugar la crisis** (si hay una VVP disponible, mejor diazepam o clonazepam i.v.; si no, midazolam i.m.):
    - Diazepam: 0,15 mg/kg i.v. en bolo, máx. 5 mg/min; en caso necesario, repetir hasta un máx. de 20 mg.
    - Clonazepam: 1 mg i.v. en bolo; se puede repetir 1 bolo en 5 min; máx. 3 mg. Alternativa al diazepam.
    - Midazolam: 0,2 mg/kg i.m. o i.v., hasta 10 mg.
  – **Fármacos antiepilépticos**: a continuación, o al mismo tiempo si se dispone de 2 vías.
    - Levetiracetam: 30-60 mg/kg, máx. 4.500 mg.
    - Ácido valproico: 20-40 mg/kg, máx. 3 g.
    - Si no cede con levetiracetam o ácido valproico, se puede añadir el otro o fenitoína o lacosamida.
    - Fenitoína: 15-20 mg/kg.

    - Lacosamida: 5 mg/kg, máx. 600 mg, a pasar en 15-20 min. Si en 30 min desde el inicio no cede, realizar IOT y avisar a la UCI.

PATOLOGÍA CEREBROVASCULAR ISQUÉMICA

- Tipos: AIT (focalidad neurológica reversible, sin lesión en la RM, con duración habitual < 1 h) vs. ictus isquémico (focalidad neurológica no reversible de manera espontánea).
- Clínica: focalidad neurológica deficitaria (hemiparesia, afasia o hemihipoestesia).
- **Manejo del AIT**:
  - TC de cráneo, ECG (ɖ FA), Rx de tórax, AS con C, explorar soplos.
  - Tto. según la escala $ABCD^2$:
    - Si es < 3: pautar AAS en dosis de 300 mg/d y, si tiene FA, poner ACO.
    - Si es ≥ 3: llamar a neurología.
- **Manejo del ictus isquémico**:
  - **Código ictus**:
    - Activar si la puntuación en la escala de Rankin modificada es ≤ 2 (paciente IAVD) y el déficit neurológico es < 24 h.
    - Fibrinólisis si la puntuación en la NIHSS es > 5 o < 5 con hemianopsia completa, afasia grave, extinción visual o sensitiva o cualquier debilidad contra gravedad: rtPA en dosis de 0,9 mg/kg (máx. 90 mg), un 10 % de la dosis total en bolo × 1 min, el resto en infusión continua × 1 h.
    - Trombectomía mecánica < 24 h cuando hay territorio salvable significativo. Realizar siempre si han transcurrido < 6 h y hay obstrucción de un gran vaso en el territorio de la circulación anterior.
  - Pautas generales: ctes., monitorización ECG, cama semiincorporada (30°).
  - O_2 suplementario para mantener la $SatO_2$ ≥ 96 %.
  - Dieta absoluta y SNG si ↓ la consciencia.
  - Sueroterapia: SF en dosis de 1500 mL/24 h i.v. No administrar SG.
    - Glucemia > 150 mg/dL: iniciar insulina.
    - Glucemia < 80 mg/dL: sustituir SF por SG.
  - Si la TAS es > 185 mm Hg o la TAD es > 105 mm Hg, iniciar labetalol o urapidilo.
  - Pantoprazol en dosis de 40 mg/24 h i.v. o ranitidina en dosis de 150-300 mg/12-24 h i.v.
  - Una vez ɖ el tto. fibrinolítico, si no existen contraI (p. ej., hemorragia), iniciar enoxaparina profiláctica (40-60 mg/24 h s.c.).

- Iniciar antiagregación por v.o.: AAS en dosis de 300 mg/d. Si existe alergia al AAS: clopidogrel en dosis de 75 mg/24 h.
- Si existe FA, valorar iniciar ACO a las 48-72 h según la extensión del infarto.
- Si hay sospecha de edema cerebral (deterioro neurológico, HTA, bradicardia), iniciar manitol al 20 %.
- Si hay agitación, haloperidol de 1-10 mg i.v. de inicio y, para el mantenimiento, 20 amp. en 250 mL de SG al 5 % a 8-16 mL/h (máx. de 250 mg/24 h).

PATOLOGÍA CEREBROVASCULAR HEMORRÁGICA

- Tipos: intraparenquimatosa (profunda por HTA, y lobar por HTA u otras causas), HSA (aneurismas).
- Clínica ≈ ictus isquémico más cefalea brusca, náuseas/vómitos, bajo nivel de consciencia.
- PC:
  - TC craneal.
  - En caso de TC N y sospecha de HSA (cefalea súbita e intensa), realización de PL.
  - En caso de HSA o hematoma lobar, realizar angio-TC urgente.
- **Tto.**:
  - Mantener la TAS entre 100 y 150 mm Hg: si es < 100 mm Hg, fluidoterapia hasta remontar; si es > 150 mm Hg, labetalol.
  - Para evitar la HTIC: analgesia, laxantes, antieméticos, antitusígenos.
  - En caso de HSA, prevenir el vasoespasmo: SF en dosis de 2.500 mL/24 h i.v. y nimodipino por v.o. o SNG en dosis de 60 mg/4 h × 21 d, o en perfusión i.v. en dosis de 1-2 mg/h (5-10 mL/h).
  - Noradrenalina y UCI si hay hipo-TA.

S. DE AGITACIÓN PSICOMOTRIZ

- Estado de excitación mental y ↑ desproporcionado y desorganizado de la actividad motora:
  - Causa orgánica (forma parte del s. confusional agudo o delirio): alteración fluctuante de la atención y contenido de la consciencia.
  - Causa psiquiátrica o reactiva: paciente vigil y orientado.
- PC para el tto. Et.:
  - Glucemia mediante tira reactiva: es prioritario d una hipoglucemia sintomática.
  - H: la leucocitosis con desviación izquierda sugiere infección.

- BQ: glucosa, urea, Cr, Na^+, K^+, Cl^-, Mg, Ca^{++}, CK, troponina, perfil hepático.
- O (básico y sedimento): ITU.
- C y amonio: encefalopatía hepática.
- GV.
- Rx de tórax: neumonía.
- ECG: arritmias, CI.
- Cuantificación de tóxicos y drogas en s y o.
- TC de cráneo: TCE, ACV, meningoencefalitis, ausencia de mejoría tras el tto.
- PL: meningitis, HSA no detectada en la TC.
- Cultivos.

- Medidas de contención física: nunca aplicar si existe inestabilidad hemodinámica, intento de suicidio o intoxicación aguda (anfetaminas, cocaína), porque puede favorecer la aparición de arritmias, agravar la rabdomiólisis e, incluso, provocar la muerte súbita.
- **Tto. farmacológico**:
  - De elección la combinación i.v. de BZD (midazolam) y neurolépticos (haloperidol), a la menor dosis y duración posibles (v. *Vademécum*).
  - BZD:
    - I: s. de abstinencia (alcohólica, BZD, barbitúricos), intoxicación aguda (cocaína, anfetaminas, fenciclidinas), agitación tras crisis comicial y sedación rápida para pruebas dx.
    - Efectos 2.º: ↑ paradójico de la agitación, sedación, depresión respiratoria, ataxia, amnesia.
  - Neurolépticos:
    - Efectos 2.º: ↑ intervalo QT (monitorizar ECG), ↓ del umbral convulsivo (clorpromazina).
    - Atípicos: solo son de elección para disminuir los efectos 2º (sedación, extrapiramidales, ↑ del intervalo QT), siempre y cuando la v.o. sea suficiente y adecuada, o estén contral los clásicos (quetiapina de elección en s. parkinsonianos o demencia con cuerpos de Lewy).
    - Si existe extrapiramidalismo: biperideno en dosis de 1 amp. de 5 mg diluida en 100 mL de SF i.v., en 30-45 min.

S. MENÍNGEO

Meningitis

- Clínica: cefalea, fiebre, meningismo (rigidez de nuca), bajo nivel de consciencia (Glasgow < 14).

- PC:
  - Hemocultivo × 2.
  - PL:
    - Inmediata si no hay bajo nivel de consciencia o focalidad neurológica (en estos casos, TC craneal previa a la PL).
    - Análisis del LCR: cél., p., glucosa, Gram y cultivo.
- **Tto.**:
  - Dieta absoluta.
  - SF: 2.000 mL/d; no sobrehidratar si existe HTIC.
  - Aislar al paciente si hay sospecha de meningitis meningocócica, hasta 24 h tras el inicio de la ATB.
  - Antitérmicos: paracetamol, metamizol magnésico.
  - Dexametasona: 10 mg/6 h i.v. × 4 d, comenzando antes o concomitante a la 1.ª dosis de ATB (especialmente beneficioso si el μorg. responsable es *StPn* o *HI*).
  - Si la PL no es inmediata, iniciar ATB empírica i.v. antes de la PL:
    - Vancomicina (1 g/8 h) + ceftriaxona (2 g/12 h).
    - ± ampicilina (2 g/4 h), en > 50 años o ID.
    - ± aciclovir (10 mg/kg·8 h), si se sospecha meningoencefalitis (confusión, focalidad), hasta tener el resultado del LCR.

Encefalitis viral

- Clínica: cefalea, fiebre, focalidad neurológica, crisis epiléptica, alteración del contenido y nivel de consciencia.
- PC:
  - TC craneal y PL.
  - Análisis del LCR: cél., p., glucosa, Gram, cultivo e incluir FilmArray™ (PCR para virus, que incluya virus del herpes).
- **Tto.**:
  - Aciclovir: 10 mg/kg·8 h i.v.
  - ATB empírica si hay signos meníngeos (meningoencefalitis).

BIBLIOGRAFÍA

Aguilar Rodríguez F, Bisbal Pardo O, Gómez Cuervo C, de Lagarde Sebastián M, Maestro de la Calle G, Pérez-Jacoiste Asín MA, *et al.* (eds.). Hospital Universitario 12 de Octubre. Manual de diagnóstico y terapéutica médica. 7ª ed. Madrid: MSD; 2020.

Do TP, Remmers A, Schytz HW, Schankin C, Nelson SE, Obermann M, *et al.* Red and orange flags for secondary headaches in clinical practice: SNNOOP10 list. Neurology. 2019;92(3):134-44.

García Morales I, Fernández Alonso C, Behzadi N, Toledo Argany M, Serratosa Fernández JM, Gil-Nagel A, *et al.* Documento de consenso para el tratamiento agudo de pacientes con crisis epilépticas en urgencias. Código crisis. Sociedad Española de Epilepsia (SEEP), Sociedad Española de Medicina de Urgencias y Emergencias (SEMES) y Sociedad Española de Neurología (SEN); 2020. Disponible en: https://www.seepnet.es/sites/default/files/novedades/Crisis%20epileptica%20Irene%20ok.pdf

Glauser T, Shinnar S, Gloss D, Alldredge B, Arya R, Bainbridge J, *et al*. Evidence-based guideline: treatment of convulsive status epilepticus in children and adults: report of the Guideline Committee of the American Epilepsy Society. Epilepsy Curr. 2016;16(1):48-61.

Gronseth G, Cruccu G, Alksne J, Argoff C, Brainin M, Burchiel K, *et al*. Practice parameter: the diagnostic evaluation and treatment of trigeminal neuralgia (an evidence-based review): report of the Quality Standards Subcommittee of the American Academy of Neurology and the European Federation of Neurological Societies. Neurology. 2008;71(15):1183-90.

Haut SR, Seinfeld S, Pellock J. Benzodiazepine use in seizure emergencies: a systematic review. Epilepsy Behav. 2016;63:109-17.

Rabinstein AA. Update on treatment of acute ischemic stroke. Continuum (Minneap Minn). 2020;26(2):268-86.

Silva GS, Nogueira RG. Endovascular treatment of acute ischemic stroke. Continuum (Minneap Minn). 2020;26(2):310-31.

Reumatología

11

A. Fernández Nebro, F. G. Jiménez Núñez y N. Mena Vázquez

PUNTOS CLAVE

- Las enfermedades reumáticas, entre las que se incluyen las EAS, constituyen un auténtico reto dx y terapéutico.
- Cualquier paciente con fuerte sospecha de ACG debe ser tratado inmediatamente con GC.
- La simple sospecha de artritis séptica obliga al ingreso hospitalario y ATB empírica.
- El captopril en dosis bajas es el tto. inicial de elección en la CRE.
- El dx precoz del SAM es imperativo, y no se debe esperar a que todas las alteraciones estén presentes para iniciar el tto.
- El SAFC requiere un tto. inmediato y enérgico, dirigido tanto contra los eventos trombóticos como el estado hiperinflamatorio.

ANGEÍTIS PRIMARIA DEL SNC

- Vasculitis de pequeño y mediano calibre, que excluye las vasculitis sistémicas con manifestaciones en el SNC.
  - Incluye múltiples trastornos que cursan con inflamación y destrucción de vasos sanguíneos del cerebro (sobre todo, en la corteza y las leptomeninges, menos en las regiones subcorticales), la médula y las meninges. También puede afectar a los pares craneales.
  - Debe sospecharse especialmente en sujetos jóvenes, sin FRi cardiovascular ni hipercoagulabilidad, que se presenta con ictus, con frecuencia recurrente en diferentes localizaciones, junto con disfunción cognitiva, con o sin cefalea.
- Dx≠: cefalea en trueno, vasculitis sistémicas u otras EAS, infecciones, aterosclerosis, embolias, linfoma intravascular, disección de arteria cerebral, encefalitis, s. de Susac, CADASIL, MELAS, encefalopatía cerebrorretiniana, s. de moyamoya o angiopatía amiloide.
- PC:
  - Angio-RM y/o angio-TC y/o angiografía: una RM normal tiene un ↑VPN.

- La biopsia cerebral y de leptomeninges de un área radiológicamente anormal es la prueba de referencia, pero también tiene sus limitaciones, y se reserva como última opción antes del 7.º d de tto.

- **Tto.** en pacientes con enfermedad grave y rápidamente progresiva o recidivante o refractaria, debe tratarse como otras vasculitis sistémicas graves:
  - Inducción (4-6 meses) hasta obtener la remisión:
    - Bolos de MPD de 0,5-1 g/d × 3-5 d, seguidos de PD en dosis de 0,5-1 mg/kg·d en desescalada progresiva en los siguientes 6 meses.
    - CFM i.v. en dosis de 750 mg/m^2 mensual o por v.o. 2 mg/kg·d con ajuste de la dosis según los neutrófilos.
    - En pacientes con contraI o intolerantes a la CFM, puede usarse rituximab (2 infusiones de 1 g separadas por 2 sem. o 4 de 375 mg/m^2·sem.), o infliximab (5 mg/kg en dosis única).
    - En casos muy graves, podría combinarse CFM y rituximab.
    - Otra opción menos probada sería tocilizumab.
  - Mantenimiento de la remisión: azatioprina (1-2 mg/kg·d) o micofenolato (1-2 g/d) o metotrexato (20-25 mg/sem.).
  - Tto. complementarios:
    - Calcio, vitamina D, bisfosfonato.
    - Trimetoprima/sulfametoxazol como profilaxis de *PnJ*.
    - Anticonvulsivos o antipsicóticos si se precisa.

ACG

- Vasculitis que afecta preferentemente a arterias de mediano y gran calibre, con predilección por los vasos craneales, aunque también por la aorta y sus ramas principales.
  - Afecta solo a personas > 50 años, y se manifiesta por cefalea de reciente comienzo, pérdida visual abrupta, claudicación mandibular, síntomas constitucionales (fiebre, anemia, pérdida de peso) y ↑ de los RFA (VSG y PCR).
  - En los pacientes en los que predomina la afectación aórtica sobre la craneal, se presenta sobre todo con síntomas de PMR y de claudicación de las extremidades.
  - Cualquier paciente con fuerte sospecha de ACG debe ser tratado inmediatamente, y realizarle una ECO-Doppler de las arterias temporales y/o axilares de forma urgente o preferente para confirmar el dx.
  - La biopsia de arteria temporal se reserva para los casos clínicamente probables que tengan una prueba de imagen negativa.
  - Rx de tórax: ɖ aneurisma de aorta asintomático y TBC. Se recomiendan Rx de tórax anuales para el cribado de aneurisma de la aorta asintomático los 10 primeros años.

- **Tto. de inicio**:
  - GC:
    - Si se ha producido pérdida visual u otras manifestaciones isquémicas: bolos de MPD de 500-1.000 mg/d i.v. × 3 d.
    - Continuar con PD en dosis de 40-60 mg/d × 2 sem. y después desescalar hasta una dosis mínima menor de 10 mg/d y mantener un año antes de iniciar la suspensión con reducciones muy lentas de dosis (1 mg cada 2 sem. por debajo de 7,5 mg/d).
  - Tocilizumab (162 mg/sem. s.c.): podría considerarse en pacientes con muchas enfermedades concomitantes para ahorrar corticoides.
  - AAS: 100 mg/d.
  - Calcio, vitamina D y bisfosfonato.
  - Trimetoprima/sulfametoxazol en dosis de 160/800 mg·d × 3 d a la sem., mientras la dosis PD sea ≥ 20 mg/d.
- **Tto. de las recaídas**:
  - Sospechar si hay reaparición de los síntomas craneales, constitucionales o PMR; un ↑ de los RFA sin clínica no debería considerarse una recaída, pero hay que estar alerta.
  - En caso de recaída leve-moderada, ↑ la dosis de PD en 5-10 mg/d desde la que estaba tomando el paciente.
  - Si se presentan complicaciones isquémicas: repetir la terapia de inducción con bolos desde el principio y volver a empezar.
  - Ahorradores de GC:
    - Metotrexato (7,5-15 mg/sem. por v.o. o s.c.) asociado a PD en caso de recaídas o recurrencia de la enfermedad, o incluso como ahorrador de corticoides desde el principio si hay alto riesgo de efectos adversos.
    - Tocilizumab (162 mg/sem. s.c.) para casos refractarios y recaídas. También podría considerarse al principio en pacientes con muchas enfermedades concomitantes. Puede usarse por lo menos un año, pero no está establecido cuándo retirarlo.

ARTRITIS SÉPTICA

- Clínica: fiebre o + fr. febrícula y malestar, con dolor localizado, tumefacción, a veces rubor y ↓ de la movilidad articular, en presencia de FRi (> 65 años, artritis, procedimientos articulares invasivos, DM, ADVP, alcoholismo, enfermedades de la piel, ETS o inmunodeficiencias o inmunosupresión).
- Et.: *StA* (incluido SARM) el + fr., seguido de *StPn* y bacilos Gram–.
- PC:
  - Artrocentesis del líquido sinovial: citología, glucosa, pH, LDH, Gram cultivo y examen a MOLP (d microcristales). La toma de anticoagulantes no contral su realización.

  - AS: PCR, PCT.
  - Rx de la articulación afectada y la contralateral.
- **Tto.**:
  - La simple sospecha obliga al ingreso hospitalario y ATB empírica (Tabla 11-1), previa artrocentesis y toma de hemocultivo, que se ajustará según el antibiograma. También deben tomarse cultivos de cualquier posible fuente (orina, catéter venoso, etc.). Hacer tinción de Gram de la muestra.
  - La ATB debe ser i.v. × ≥ 1 sem. y, si hay buena evolución, continuar con la v.o. hasta completar 3-4 sem., 6 sem. en casos de osteomielitis concomitante.
  - Artrocentesis repetidas: permite eliminar productos bacterianos, favorecer la llegada del ATB y valorar la respuesta al tto.
  - Drenaje quirúrgico (puede hacerse por artroscopia): I en artritis séptica de cadera y hombro, tabicación que impida artrocentesis, evolución clínica desfavorable o persistencia de cultivo + del líquido sinovial > 5 d tras iniciar el tto.

CRE

- Sucede en < 20 % de los pacientes con ES difusa y, más raramente, en las formas limitadas. Casi todos los casos suceden en los primeros 5 años de evolución de la enfermedad.
- FRi: clínica cutánea rápidamente progresiva, Ac anti-ARN-polimerasa III, toma de GC (dosis ≥ 15 mg/d), toma de CyA u otros (contractura de grandes articulaciones, anemia de reciente inicio, nuevo evento cardíaco).
- La CRE se caracteriza por:
  - HTA: moderada o grave (> 150/85 mm Hg), frecuentemente maligna con retinopatía, hemólisis microangiopática y encefalopatía, que coincide con un ↑ de la renina plasmática. Aproximadamente el 10 % no presentan HTA en sentido estricto, pero sí ↑ significativos respecto a las cifras tensionales habituales (↑ de la TAS > 30 mm Hg y/o de la TAD > 20 mm Hg). Esta situación se asocia a peor pronóstico porque demora su dx y tto., y también porque puede indicar fallo cardíaco concomitante.
  - IRA: ↑ de la Cr sérica > 50 % respecto a la basal o > 120 % del LSN. Puede ser oligúrica o anúrica.
  - Análisis de orina N o ligera proteinuria (< 1 g/d) con unas cuantas cél. o cilindros.
- Prevención: evitar el uso de GC o no sobrepasar la dosis de 15 mg/d el menor tiempo posible, y no usar IECA simplemente como tto. preventivo.

- **Tto.**:
  - Captopril: inicialmente, 6,25-12,5 mg, y escalar con ↑ de 12,5-25 mg/4-8 h (máx. 300-450 mg/d) hasta reducir 20 mm Hg por d y retornar a las cifras basales en 72 h. Puede usarse enalapril o ramipril, pero el captopril es + rápido y permite mejores ajustes de la dosis. Hay poca experiencia con los ARA2.
  - Añadir nitroprusiato sódico i.v. si hay manifestaciones del SNC.
  - Monitorizar los niveles de Cr al principio del tto. porque la CRE es una forma de estenosis de la arterial renal intrarrenal bilateral, y los IECA pueden empeorar inicialmente la función renal. Si el incremento de Cr es solo ligero, transitorio y no progresivo, no hay por qué suspender los IECA.
  - Monitorizar los parámetros de hemólisis (H, esquistocitos, LDH, haptoglobina, reticulocitos). Si aparecen, intensificar el tto. antihipertensivo.

SAM

- Trastorno hiperinflamatorio caracterizado por una supervivencia inapropiada de células T citotóxicas activadas y macrófagos que producen una tormenta citocínica, hemofagocitosis y fallo multiorgánico, debido a mutaciones en el gen de las perforinas y otras proteínas citolíticas (i.e. linfohistiocitosis hemofagocítica) o adquirida en relación con infecciones, neoplasias o enfermedades autoinflamatorias/autoinmunitarias.
- El término SAM se prefiere cuando ocurre en el contexto de EAS o autoinflamatorias:
  - La mayoría de los casos que suceden en niños y adolescentes están asociados a AIJs.
  - Mientras que en adultos se debe a la enfermedad de Still del adulto o al LES.
- Buena parte de los episodios de SAM están desencadenados por infecciones virales, pero también pueden verse en problemas obstétricos.
- Dx:
  - Para pacientes con sospecha o AIJs diagnosticada que presentan fiebre > 38 °C, ferritina > 680 ng/mL y ≥ 2 de los siguientes (criterios de la PRINTO 2016):
    - Plaq. ≤ 181 000/μL.
    - AST > 48 UI/L.
    - TG > 156 mg/dL.
    - Fibrinógeno ≤ 360 mg/dL.
  - Para adultos, se puede usar el HScore (http://saintantoine.aphp.fr/score/), que proporciona una probabilidad diagnóstica después de valorar 12 variables.

Tabla 11-1. Tratamiento antibiótico empírico

Tinción de Gram	ATB de elección	ATB alternativa
ARTRITIS SÉPTICA COMUNITARIA		
Tinción de Gram negativa o no realizada	• Cloxacilina (2 g/4 h i.v.) + Ceftriaxona (2 g/24 h i.v. o i.m.); o Cefotaxima (1-2 g/8 h i.v.); o Ceftarolina (600 mg/8 h) i.v.)	• Vancomicina (1 g/12 h i.v.) o daptomicina (6-8 mg/kg·24 h i.v.) + ciprofloxacino (400 mg/12 h i.v. o 750 mg/12 h por v.o.) o amikacina (15 mg/kg·24 h i.v.)
Cocos Gram+	• Cloxacilina (2 g/4 h i.v.); o • Cefazolina (2 g/8 h i.v.) **Riesgo de SARM** • Daptomicina (6-8 mg/kg·24 h i.v.); o • Linezolid (600 mg/12 h i.v. o por v.o.); o • Ceftarolina (600 mg/8 h i.v.)	• Vancomicina (1 g/12 h i.v.); o • Levofloxacino (500 mg/24 h i.v. o 750 mg/24 h por v.o.) **Riesgo de SARM** • Daptomicina (6-8 mg/kg·24 h i.v.); o • Linezolid (600 mg/12 h i.v. o por v.o.); o • Ceftarolina (600 mg/8 h i.v.)
Cocos Gram–	• Ceftriaxona (2 g/24 h i.v.); o • Cefotaxima (1 g/8 h i.v.)	• Ciprofloxacino (400 mg/12 h i.v. o 750 mg/12 h por v.o.); o • Levofloxacino (500 mg/24 h i.v. o por v.o.)
Bacilos Gram–	• Ceftriaxona (1 g/12 h i.v. o i.m.) o cefotaxima (2 g/8 h i.v.) ± amikacina (15 mg/kg·24 h i.v. 3-5 días) **Riesgo de BLEE*** • Meropenem (1 g/8 h i.v.)	• Ciprofloxacino (400 mg/12 h i.v. o 750 mg/12 h por v.o.) ± amikacina (15 mg/kg·24 h i.v. 3-5 días) **Riesgo de BLEE*** • Tigeciclina (100 mg i.v., seguidos de 50 mg/12 h i.v.)

ARTRITIS SÉPTICA NOSOCOMIAL		
	• Ceftazidima (2 g/8 h i.v.) + vancomicina (1 g/12 h i.v.)	• Ciprofloxacino (400 mg/12 h i.v.) + vancomicina (1 g/12 h i.v.)
	En caso de insuficiencia renal, sustituir la vancomicina por daptomicina (6-8 mg/kg·24 h i.v.)	
SEPTICEMIA GRAVE O *SHOCK* SÉPTICO (independientemente del lugar de adquisición)		
	• Piperacilina-tazobactam (4 g/6 h i.v.) o meropenem (1 g/8 h i.v.) + daptomicina (8-10 mg/kg·24 h i.v.)	

*FRi para enterobacterias productoras de BLEE: infección o colonización previa por gérmenes productores de BLEE, estancia hospitalaria previa, residentes en centros de larga estancia, contacto habitual con el sistema sanitario, portadores de sonda vesical, tratamientos antimicrobianos previos con quinolonas o betalactámicos.

ATB: antibioticoterapia; BLEE: bacterias gramnegativas productoras de β-lactamasas de espectro extendido; FRi: factores de riesgo; Gram+: grampositivos ; Gram–: gramnegativos; i.m.; intramuscular; i.v.: intravenoso, -sa; SARM: *Staphylococcus aureus* resistente a la meticilina; v.o.: vía oral.

- Son comunes la presencia, al menos 5 de ellos según algunos criterios, de fiebre > 38 °C, esplenomegalia, citopenias (sobre todo, Hb < 9 g/dL, trombopenia < 100.000/μL, PMN < 1.000/μL), ferritina > 500 ng/mL, hipertrigliceridemia > 265 mg/dL y/o fibrinógeno < 150 mg/dL, recuentos ↓ o ausencia de cél. NK, ↑ de CD25 y CD169 soluble. Otros marcadores: dímero D ↑, ALT ↑ o un cociente ferritina/VSG > 80.
- El dx precoz es imperativo, y no se debe esperar a que todas las alteraciones estén presentes para iniciar el tto.
- En los casos donde el dx no sea conocido, siempre deben investigarse neoplasias e infecciones, especialmente por virus.
- Debido a que el SAM puede suceder en pacientes que reciben tto. con tocilizumab o anakinra por su AIJs (estos fármacos no previenen el SAM), los niveles de ferritina y de PCR pueden ser completamente N.
- Además, al principio, la hipofibrinogenemia o las citopenias pueden no ser evidentes y, por lo tanto, el dx se basa en un alto índice de sospecha.
- A medida que avanza esta complicación, el fallo multiorgánico se va instaurando con SDRA, disfunción del SNC, IRA, CID, etc.
- La demostración de la hemofagocitosis no es esencial.

• **Tto.**:
  - 1.ª línea: bolos de MPD en dosis de 500-1.000 mg/d i.v. × 3-5 d + IGIV en dosis de 1 g/kg·d × 2 d (repetir cada 2 sem.).
  - 2.ª línea, añadir si no se consigue el control:
    - Anakinra en dosis de 1-2 mg/kg·d i.v., e ir incrementando hasta un máximo de 8 mg/kg·d o 100 mg/6 h s.c.
    - CyA en dosis de 2-7 mg/kg·d por v.o. tras las IGIV y, sí se usa la vía i.v., se comenzará con $^1/_3$ de la dosis en perfusión continua. Puede prevenir las recaídas.
    - En pacientes con LES, es mejor usar CFM (en forma de bolos quincenales de 500 mg i.v.) o micofenolato (500 mg/12 h con posterior ↑ semanal a 1000 mg/12 h y luego 1500 mg/12 h).
  - 3.ª línea: en colaboración con hematología, iniciar la administración de etopósido en dosis de 150 mg/m^2 i.v. 2 veces por sem. × 2 sem.; luego, 1 vez por sem. × 6 sem.
  - Otras consideraciones:
    - Identificar y erradicar el VEB si está presente, y considerar el uso, ya que puede reducir la carga viral, de rituximab en dosis de 1.000 mg en perfusión i.v., seguida, 2 sem. + tarde, de una 2ª perfusión i.v. de 1.000 mg.
    - Si se sospechan otras infecciones, administrar tto. empírico i.v. con piperacilina/tazobactam (4/0,5 g/8 h) + aciclovir (250 mg/8 h).

SAFC

- Complicación inusual (< 1 %) de extraordinaria gravedad (mortalidad ≈ 50 % a pesar del tto.) que sucede en pacientes con antecedentes de SAF o, más raramente, solo con AAF. Puede suceder en pacientes con o sin otra EAS.
- Fallo multiorgánico (≥ 3 órganos), de origen trombótico (sobre todo, en la microcirculación, aunque la trombosis de grandes vasos también puede verse), en un corto período de tiempo (< 1 sem.) y con un SRIS. Son comunes el SDRA, la hemorragia alveolar difusa, la encefalopatía o la hemorragia suprarrenal.
- Factores precipitantes: sobre todo, infecciones, pero también puede suceder espontáneamente o tras una IQ, embarazo o neoplasia.
- Dx≠: CID, PTT, trombocitopenia inducida por heparina, septicemia, vasculitis sistémicas, endocarditis infecciosa, crioglobulinemia y embolias de colesterol.
- **Tto.** (inmediato y enérgico, dirigido tanto contra los eventos trombóticos como el estado hiperinflamatorio):
  - HBPM a dosis terapéuticas.
  - Bolos i.v. de MPD en dosis de 500-1000 mg/d i.v. × 3-5 d, seguidos de PD en dosis de 0,5-1 mg/kg·d por v.o.
  - Plasmaféresis (5 o 6 sesiones consecutivas, cada 48 h, usando reemplazo con albúmina al 5 %, para retirar los AAF) y/o IGIV. Las IGIV deben emplearse tras la última sesión de plasmaféresis en los casos más graves, en presencia de infección concomitante o asociados a trombopenia.
  - Rituximab: 2 infusiones de 1 g separadas 2 sem. Si el paciente recibe plasmaféresis, se debe esperar 48 h tras la administración de rituximab para continuar con las sesiones de plasmaféresis.
  - En casos refractarios: eculizumab en dosis de 900 mg/sem. × 4 sem.; cambiar a 1200 mg en la 5ª sem. y continuar con 1200 mg quincenales. Si el paciente está recibiendo plasmaféresis, hay que poner dosis suplementarias de 600 mg en los 60 min inmediatos a la plasmaféresis.
  - En pacientes con LES, puede añadirse CFM en bolos.
  - ATB empírica si procede.

BIBLIOGRAFÍA

Beuker C, Schmidt A, Strunk D, Sporns PB, Wiendl H, Meuth SG, *et al*. Primary angiitis of the central nervous system: diagnosis and treatment. Ther Adv Neurol Disord. 2018;11:1756286418785071.

Carter SJ, Tattersall RS, Ramanan AV. Macrophage activation syndrome in adults: recent advances in pathophysiology, diagnosis and treatment. Rheumatology (Oxford). 2019;58(1):5-17.

Dejaco C, Ramiro S, Duftner C, Besson FL, Bley TA, Blockmans D, *et al.* EULAR recommendations for the use of imaging in large vessel vasculitis in clinical practice. Ann Rheum Dis. 2018;77(5):636-43.

Docken WP. Treatment of giant cell arteritis. UpToDate. 2021. Disponible en: https://www.uptodate.com/contents/treatment-of-giant-cell-arteritis/print.

Fardet L, Galicier L, Lambotte O, Marzac C, Aumont C, Chahwan D, *et al.* HScore. 2014. Disponible en: http://saintantoine.aphp.fr/score/.

Kazzaz NM, McCune WJ, Knight JS. Treatment of catastrophic antiphospholipid syndrome. Curr Opin Rheumatol. 2016;28(3):218-27.

Ravelli A, Minoia F, Davì S, Horne AC, Bovis F, Pistorio A, *et al.* Paediatric Rheumatology International Trials Organisation; Childhood Arthritis and Rheumatology Research Alliance; Pediatric Rheumatology Collaborative Study Group; Histiocyte Society. 2016 Classification criteria for macrophage activation syndrome complicating systemic juvenile idiopathic arthritis: a European League Against Rheumatism/American College of Rheumatology/Paediatric Rheumatology International Trials Organisation collaborative initiative. Ann Rheum Dis. 2016;75(3):481-9.

Varga J, Fenves AZ. Renal disease in systemic sclerosis (scleroderma), including scleroderma renal crisis. UpToDate. 2020. Disponible en: https://www.uptodate.com/contents/renal-disease-in-systemic-sclerosis-scleroderma-including-scleroderma-renal-crisis.

INFECCIOSOS

III

Aproximación diagnóstica y terapéutica al paciente con fiebre 12

L. Blanca Valiente de Santis, B. Sobrino Díaz e I. Márquez Gómez

PUNTOS CLAVE

- La fiebre siempre es un signo de alerta, no una enfermedad en sí, siendo una adecuada historia clínica y EF esenciales en su aproximación diagnóstica y terapéutica.
- En la FDI y la FOD, la causa infecciosa sigue siendo la mayoritaria, sin olvidar las causas neoplásicas o inflamatorias, y hasta un 20 % de los casos quedan sin diagnóstico autolimitándose.
- En pacientes no graves, el tto. ATB no es urgente y merece la pena prescribirlos con datos dx que orienten a origen bacteriano; la doxiciclina será una buena opción en los casos en que se considere indicada.
- La prescripción de ATB empírica en los s. febriles debe hacerse según las guías de recomendación y evitar el abuso de la prescripción empírica.

INTRODUCCIÓN

Las neuronas tanto del hipotálamo anterior preóptico como del hipotálamo posterior reciben dos tipos de señales: una procedente de los nervios periféricos que le trasmiten la información de los receptores cutáneos de frío/calor y otra de la T^a de la sangre que riega esta región. Estas dos señales son integradas por el centro de la termorregulación del hipotálamo para mantener la T^a N.

En un ambiente de T^a neutral, el metabolismo humano produce más calor del que es necesario para mantener la T^a corporal central en el intervalo de 36,5-37,5 °C. La T^a corporal sigue un ritmo circadiano, con una fluctuación de 1,5 °C sobre su valor N de 36,5 °C, alcanzando su valor más bajo a las 6:00 h a. m. y el máximo a las 4-6 h p. m., siendo la T^a máx. considerada N entre 37,2 °C a las 6 h a. m. y 37,7 °C a las 4 h p. m.

La T^a corporal N se mantiene a pesar de los cambios ambientales, porque el centro de termorregulación del hipotálamo equilibra el exceso de calor derivado del metabolismo de los músculos e hígado, fundamentalmente, con la pérdida de este a través de la piel y los pulmones.

La fiebre se produce por el cambio de ajuste del hipotálamo causado por las prostaglandinas, proceso que está mediado por citocinas. La fiebre no es una enfermedad en sí, sino una respuesta natural del organismo ante un pirógeno. No es siempre sinónimo de infección. Su dx≠ es de los más amplios y complejos, siendo en urgencias fundamental identificar los signos de alarma y datos relativos a patología infecciosa séptica que puedan suponer un grave riesgo para la vida.

DEFINICIONES

- Pirógeno: cualquier sustancia que pueda inducir fiebre, ya sea endógeno o exógeno.
- Hipertermia: ↑ incontrolado de la Tª corporal que supera la capacidad del cuerpo de perder calor, sin un ↑ del nivel de ajuste del hipotálamo.
- FNF: fiebre > 38 °C en ausencia de signos o síntomas orientativos sobre su origen.
- FDI: fiebre sin focalidad que, sin cumplir criterios de FOD, persiste > 7 d, con una duración entre 1 y 4 sem.
- FOD:
  - Tª > 38,3 °C durante un período > 3 sem., sin antecedentes de estancia hospitalaria, neutropenia o infección por el VIH, que persiste sin dx. a pesar de haberse realizado los estudios adecuados y después de ≥ 3 visitas ambulatorias o 3 d de estancia hospitalaria.
  - En hospedadores especiales, la FOD se redefine en nuevas categorías como son la FOD nosocomial, la FOD en neutropénicos o la FOD en pacientes VIH+.

ET.

En el caso de la FDI y la FOD clásica, la mayoría de las veces se debe a infecciones, neoplasias o enfermedades sistémicas. Otras causas son medicamentos, enfermedades granulomatosas, EIIC, ETEV, patología endocrinometabólica, síndromes autoinflamatorios, sin olvidar la fiebre facticia y ficticia.

Ante una FNF, su et. va a depender en gran parte tanto de la duración como de la situación inmunitaria del paciente; así, las virosis suelen ser la causa más frecuente de las FNF de corta duración.

La et. de la FDI no es bien conocida. Bernabéu et al. en 505 pacientes con FDI objetivaron como causa de esta en el 70 % de los casos una infección sistémica (fiebre Q: 21 %; brucelosis: 19 %; s. mononucleósido: 9 %; tifus murino: 8 %); en un 7 %, por infecciones localizadas como los abscesos, representando las vasculitis y las neoplasias el 2 % del total; y

≈ 20 % no llegaron a diagnosticarse y fueron autolimitadas. Resultados similares han descrito Fusco *et al.*, en una revisión sistemática entre 2005 y 2015, donde en hasta el 37,8 % de los 3164 pacientes la FDI era de causa infecciosa; en el 20,9 %, por enfermedades inflamatorias; en el 11 %, por neoplasias; y hasta en el 23,2 % quedaban sin dx.

MANIFESTACIONES CLÍNICAS

La fiebre puede acompañarse de síntomas generales como artromialgias, astenia o somnolencia, y puede presentarse con escalofríos y tiritonas, que suelen acompañarse de piloerección, castañeteo de dientes o temblores. La sudoración es un mecanismo de pérdida de calor corporal.

Pueden aparecer alteraciones del nivel de consciencia, delirios e, incluso, convulsiones, + fr. en las edades extremas de la vida. La fiebre puede cursar con exantema, que puede orientar hacia la causa de aquella.

Es muy importante conocer el tiempo de duración de la fiebre, pues, en general, a mayor duración, menos probable es la et. infecciosa.

APROXIMACIÓN DX.

En el estudio de la fiebre, es fundamental una historia clínica minuciosa y detallada, preguntando los síntomas por órganos y aparatos, así como una EF completa, para revelar la focalidad si la hubiera y orientar la solicitud de PC. El conocimiento de las et. + fr. en nuestro ámbito geográfico será muy útil para enfocar y ordenar el estudio de una fiebre sin focalidad en las diferentes etapas.

- **Historia clínica exhaustiva**:
  - Descripción de la fiebre: tiempo de evolución, forma de aparición, patrón horario, síntomas que la acompañan, si responde o no a algún tto. (antitérmicos/AINE).
  - Datos epidemiológicos: lugar de residencia (rural o urbano), ámbito laboral y aficiones, exposición ambiental, hábitos tóxicos y alimentarios (consumo de lácteos y productos cárnicos semicrudos o sin higienizar), conductas sexuales de riesgo, viajes recientes, cumplimentación adecuada de las profilaxis y vacunas pertinentes si así lo requiere el país visitado, picaduras (mosquitos, garrapatas) y contacto con animales (domésticos, aves, ganado, caballos).
- **EF**: debe incluir examen de piel y mucosas, cavidad oral, adenopatías y exploración neurológica con maniobras de Kernig y Brudzinski para descartar meningismo.
- **PC**:
  - AS: H, BQ(GUCI, perfil hepático con BRB), VSG, PCR, PCT.

  - Sedimento y bioquímica básica de orina.
  - Rx de tórax.
  - Serología de CMV y VEB.
  - Hemocultivos seriados con incubación prolongada, coincidiendo con un ↑ de la Tª > 38 °C si es posible.
  - Urocultivo.
  - Serología de *Brucella* spp. (incluyendo la prueba del rosa de Bengala como técnica de dx rápido), *Coxiella burnetii, Rickettsia conorii* y *Rickettsia typhi*.
- Ante una epidemiología compatible con **viajes recientes**:
  - Frotis de sangre periférica o gota gruesa y Ag de *Plasmodium* si se sospecha paludismo.
  - Serología del virus del dengue, el virus del Zika o el virus chikungunya.
- En función de los hallazgos de la anamnesis y la EF, **considerar** PL, ECO abdominal, baciloscopias de esputo, coprocultivo u otras serologías. Cada vez hay más evidencia de la utilidad de la TC y la PET-TC en la filiación de la fiebre sin focalidad aparente y, en los casos en que no se autolimita el proceso febril, puede ser necesario recurrir a ellos como 2ª línea de PC.

PLAN DE ACTUACIÓN Y TTO.

Si inicialmente no hay una focalidad aparente, puede manejarse de manera ambulatoria en consultas externas de enfermedades infecciosas o medicina interna, siempre que el paciente mantenga un buen estado general, tenga el soporte social adecuado, tenga tolerancia digestiva y no presente alguno de los siguientes criterios de gravedad, que determinarían el ingreso: alteración aguda de las funciones superiores, TAS < 90 mm Hg o reducción > 40 mm Hg respecto a la TA basal, oligoanuria, signos de hipoperfusión periférica, IRe, coagulopatía o leucocitosis > 15.000/μL.

En cuanto al tto. de la fiebre, el objetivo principal es reducir el punto de ajuste hipotalámico y facilitar la pérdida de calor, no siendo necesario combatir la febrícula o la fiebre moderada, salvo en embarazadas, niños con convulsiones febriles o pacientes pluripatológicos.

La fiebre > 41 °C debe tratarse con antipiréticos y medidas físicas (paños húmedos, esponjas). Como antipirético, es eficaz y preferible el paracetamol, ya que no enmascara los signos inflamatorios, no afecta a las plaq. y, en niños, no produce el s. de Reye. También se puede utilizar el metamizol y los AINE, especialmente útiles en el tto. de la fiebre tumoral.

Si se concluye que se trata de un foco infeccioso, para la elección del ATB, se dispone de las guías de terapia antimicrobiana empírica adaptadas de cada centro, elaboradas según la epidemiología local y con el consenso de los diferentes servicios implicados en el manejo de los distintos s. y, en caso de no disponer de guías locales, también están disponibles guías de uso en atención primaria y otras de reconocido prestigio, editadas a nivel nacional e internacional.

Sin embargo, la adherencia a las guías suele ser baja y es frecuente que se abuse de la prescripción de ATB empírica de amplio espectro, que, a menudo, no tiene una indicación correcta o no se suspende o se ajusta a los resultados, con el impacto epidemiológico-ecológico que conlleva, por la generación de resistencias antimicrobianas.

Por lo tanto, es importante recordar que, ante una FNF sin gravedad y con baja sospecha de et. bacteriana, con estado general conservado, teniendo la posibilidad de reevaluar al paciente en consultas externas, la ATB no debe ser de amplio espectro y su prescripción no sería urgente, pudiendo demorarse hasta tener alguna evidencia dx.

El tto. empírico inicial teniendo en cuenta el alto porcentaje de fiebre sin foco debida a infecciones, hasta conocer el dx. et. en cada paciente, debe ser doxiciclina en dosis de 100 mg/12 h por v.o. × 5-7 d (tomar sin alimentos, sin lácteos, recordar no tumbarse al menos media h tras la toma y usar protección solar por la fotosensibilidad). Si existe alguna contra , podrían valorarse como alternativas las fluoroquinolonas.

Si el paciente presenta criterios de ingreso por gravedad y alto riesgo de presentar bacteriemia sin foco, la asociación de un betalactámico a la doxiciclina, preferentemente ceftriaxona en dosis de 2 g/d i.v., es una pauta empírica adecuada.

BIBLIOGRAFÍA

Bernabeu-Wittel M, Cordero E, Viciana P, Pachón J. Etiología y criterios de ingreso en el síndrome febril sin focalidad [Etiology and admission criteria in febrile syndrome without focus]. Med Clin (Barc). 1999;113(18):718-9.

Bernabeu-Wittel M, Pachón J, Alarcón A, López-Cortés LF, Viciana P, Jiménez-Mejías ME, *et al*. Murine typhus as a common cause of fever of intermediate duration: a 17-year study in the south of Spain. Arch Med Intern. 1999;159(8):872-6.

DeWitt S, Chávez SA, Perkins J, Long B, Koyfman A. Evaluation of fever in the emergency department. Am J Emerg Med. 2017;35(11):1755-8.

Fusco FM, Pisapia R, Nardiello S, Cicala SD, Gaeta GB, Brancaccio G. Fever of unknown origin (FUO): which are the factors influencing the final diagnosis? A 2005-2015 systematic review. BMC Infect Dis. 2019;19(1):653.

Harrison RF, Ouyang H. Fever and the rational use of antimicrobials in the emergency department. Emerg Med Clin North Am. 2013;31(4):945-68.

Jiménez-Morillas F, Gil-Mosquera M, García-Lamberechts EJ; en representación de la sección de enfermedades tropicales de INFURG-SEMES; Sección de enfermedades tropicales de INFURG-SEMES. Fever in travellers returning from the tropics. Med

Clin (Barc). 2019;153(5):205-12.
Mulders-Manders CM, Engwerda C, Simon A, van der Meer JWM, Bleeker-Rovers CP. Long-term prognosis, treatment, and outcome of patients with fever of unknown origin in whom no diagnosis was made despite extensive investigation: a questionnaire based study. Medicine (Baltimore). 2018;97(25):e11241.
Reguera Iglesias JM, Ruiz-Mesa JD (coords.). Guía de tratamiento antimicrobiano empírico. 2ª ed. Málaga: Hospital Regional Universitario de Málaga; 2019.
Unger M, Karanikas G, Kerschbaumer A, Winkler S, Aletaha D. Fever of unknown origin (FUO) revised. Wien Klin Wochenschr. 2016;128(21-22):796-801.

Manejo de las urgencias más frecuentes en pacientes con infección por el VIH

13

I. Márquez-Gómez, L. Blanca Valiente de Santis y B. Sobrino Díaz

PUNTOS CLAVE

- El diagnóstico de la infección por el VIH requiere una alta sospecha clínica.
- Los síntomas respiratorios y digestivos, así como aquellos relacionados con efectos adversos de la medicación, son los motivos + fr. de consulta a urgencias por los pacientes con VIH.
- El recuento de CD4/µL es un factor determinante para orientar la Et. de los diferentes s. clínicos.

INTRODUCCIÓN

Desde la aparición del TAR efectivo en 1995, la supervivencia de los pacientes con infección por el VIH ha ↑ significativamente de manera progresiva, pero también la prevalencia de enfermedades crónicas que afectan a estos pacientes, con aparición de trastornos derivados de ellas que precisan atención en el área de urgencias, siendo los motivos + fr. de consulta los síntomas respiratorios y digestivos, así como aquellos relacionados con los efectos adversos de la medicación.

Independientemente de la idiosincrasia de la patología crónica que acompañe a la infección en los pacientes con infección por el VIH, conviene no olvidar la patología habitual asociada a ella. Para ello, el abordaje al paciente con VIH debe consistir en una excelente **historia clínica**:

- AP: modo de transmisión, consumo de tóxicos, coinfecciones (hepatitis virales) e infecciones definitorias de SIDA. Es esencial indicar el TAR actual, los últimos niveles de CD4, así como la carga viral y la medicación concomitante.
- EF: exhaustiva por órganos y aparatos, con mención especial a las manifestaciones cutáneas, presencia de adenopatías, así como la región oral y genital.

Tras ello, se procederá a la solicitud de **PC** según el motivo de consulta:

- AS: H, BQ (perfil hepático) y PCR; valorar solicitar serología infecciosa.
- Rx de tórax; ECO, TC y RM si se precisa.
- Extracción de muestras microbiológicas para cultivo.

PRIMOINFECCIÓN AGUDA

Sospecha clínica y Dx≠

El dx de los pacientes con VIH en el área de urgencias es coste-eficaz, ya que conduce a una mejoría en la salud de los pacientes, así como una ↓ de la transmisión comunitaria. Aunque el porcentaje de pacientes asintomáticos es alto, ≈ un 40-90 % presenta alguna sintomatología que ha motivado la visita al área de urgencias en múltiples ocasiones, de ahí la enorme importancia de la **sospecha clínica** en pacientes con:

- Clínica inespecífica consistente en fiebre, artromialgias, cefalea y astenia con un período de duración entre 7 y 14 d tras la infección.
- Clínica grave: el 25 % de los pacientes cursan con síntomas neurológicos (meningitis); menos fr. es el debut inicial con miocarditis, pancreatitis, hepatitis, etc.
- Lesiones en el área genital, relaciones sexuales de riesgo, infección por el VHS o el VVZ.
- Linfadenopatías (60 %), exantema macular en el tronco y las extremidades (40-80 %).
- Mención especial cabe hacer a la diarrea, que se produce debido a la infiltración del sistema linforreticular por las partículas virales.
- Leucopenia, linfopenia y trombopenia.
- Dx≠: virus de la gripe, síndromes mononucleósidos (CMV, VEB), *Toxoplasma gondii*.

Dx de la infección por el VIH en urgencias

Se trata de una **prueba** voluntaria y confidencial, debiéndose contar con el consentimiento verbal del paciente:

- En el área de urgencias, se dispone de prueba rápida de ELISA (S del 99 %). Si resultara +, se confirmará por *Western blot*.
- Los Ac son detectables a las 3-12 sem. de la exposición (período de ventana). Si la sospecha clínica es alta, la prueba de elección consistiría en solicitar la carga viral.

Se debe **solicitar** la prueba dx de VIH ante:

- Contactos sexuales de riesgo o con personas infectadas por el VIH.

- ETS.
- ADVP.
- S. mononucleósido.
- Gestación.
- VHS recidivante.
- Infección por el VVZ en adultos y/o reactivación de herpes zóster.
- FOD.
- Diarrea crónica.
- Dermatitis seborreica.
- Meningoencefalitis o lesiones del SNC.
- Enfermedad neumocócica invasiva, neumonía intersticial o recurrente.
- Leucoplasia oral vellosa.
- Infección por el VHB o el VHC.
- Enfermedades hematológicas: linfoma de Hodgkin, enfermedad de Castleman, trombopenia, linfopenia, anemia idiopática.
- TBC activa.
- Displasia anal y/o de cérvix.
- Síndrome poliadenopático.
- Leishmaniosis visceral.

S. CLÍNICOS SEGÚN EL NÚMERO DE CD4/ML

Los motivos actuales de consulta de pacientes con VIH con un buen control inmunovirológico están relacionados con su patología crónica similar a la población no infectada por el VIH, principalmente, complicaciones derivadas de FRi cardiovascular y neoplasias.

No obstante, según el nivel de CD4/μL, se debe pensar en diferentes infecciones oportunistas probables (Tabla 13-1).

FOD

Se realizará:

- Historia clínica detallada, con especial atención a la epidemiología (viajes, profilaxis, vacunaciones), aislamientos microbiológicos previos, adherencia a medicación.
- EF exhaustiva, incluyendo el fondo de ojo.
- AS, Rx de tórax, ECO abdominal, cultivo y baciloscopia en esputo, así como toma de muestras microbiológicas.
- Se evitará la administración de ATB empírica, salvo inestabilidad del paciente o foco infeccioso evidente.

Tabla 13-1. Principales infecciones oportunistas asociadas a la infección por el virus de la inmunodeficiencia humana (VIH)

Entidad clínica	CD4/µL	Clínica	Diagnóstico	Tratamiento
Neumonía por *Pneumocystis jirovecii*	< 200	Fiebre Disnea Tos no productiva	Rx de tórax TC de tórax	TMP/SMX Metilprednisolona Oxigenoterapia
Tuberculosis	< 200	Fiebre Sudoración nocturna Pérdida ponderal	Rx de tórax TC de tórax Tinción de Ziehl-Neelsen en esputo	Aislamiento respiratorio Iniciar cuatro fármacos antituberculosos
Criptosporidiasis	< 100	Diarrea acuosa	Coprocultivo Investigación de parásitos en heces	Reposición hidroelectrolítica Nitazoxanida
MAC	< 50	Fiebre Sudoración nocturna Diarrea	TC de abdomen Coprocultivo	Sintomático Macrólido + etambutol
Candidiasis	< 200	Odinofagia Disfagia	Endoscopia	Fluconazol
Meningitis criptocócica	< 100	Fiebre Cefalea Rigidez de nuca	Punción lumbar	Anfotericina B liposomal + flucitosina
Toxoplasmosis	< 50	Fiebre Confusión Déficit neurológico focal	TC de cráneo Serología	Sulfadiazina + pirimetamina+ ácido folínico
Retinitis por CMV	< 50	Disminución de la agudeza visual	Oftalmoscopia	Ganciclovir
Varicela-zóster	< 200	Lesiones cutáneas vesiculosas	PCR del VVZ	Aciclovir i.v.
Herpes simple	< 100	Lesiones vesiculosas orolabiales o genitales	PCR del VHS	Aciclovir o valaciclovir

CMV: citomegalovirus; i.v.: intravenoso; MAC: *Mycobacterium avium intracellulare*; PCR: reacción en cadena de la polimerasa (*polymerase chain reaction*); Rx: radiografía; TC: tomografía computarizada; TMP/SMX: trimetoprima/sulfametoxazol; VHS: virus del herpes simple; VVZ: virus de la varicela-zóster.

Las **causas** más probables son:

- Infecciosas: micobacterias (la + fr.), *PnJ*, micosis endémicas (histoplasmosis, coccidioidomicosis), leishmaniosis visceral, toxoplasmosis, criptococosis.
- Neoplasias.
- Farmacológicas.
- S. de reconstitución inmunitaria.

PATOLOGÍA RESPIRATORIA

Los pacientes con VIH presentan una mayor prevalencia de infecciones y patología no infecciosa pulmonar (EPOC, neoplasias e HTP) respecto a la población general, siendo la causa + fr. de consulta a urgencias, generalmente, con clínica inespecífica de tos, disnea y síndrome febril:

- Es imprescindible solicitar el cultivo de esputo con investigación para *PnJ*, tinción con auramina y tinción de Gram.
- Si hay esputo hemoptoico, d TBC, TEP o carcinoma pulmonar.

Neumonía bacteriana

- Período de incubación corto (3-5 d).
- Et.: *StPn*, *Haemophilus*. Sospechar gram– y anaerobios en presencia de alcoholismo o broncoaspiración.
- Tríada de fiebre, tos productiva mucopurulenta y disnea.
- AS (independientemente de las cifras de CD4): leucocitosis.
- Rx de tórax: infiltrado focal alveolar, con o sin derrame pl.
- Tto.: ceftriaxona en dosis de 1 g/12 h + claritromicina en dosis de 500 mg/12 h i.v. Si hay sospecha de *Pseudomonas aeruginosa* (corticoterapia prolongada, neoplasia, EPOC agudizada) valorar cefepima en dosis de 2 g/8 h i.v.
- Se aconseja evitar las quinolonas si hay alta sospecha de TBC.

Neumonía por *PnJ*

- Período de incubación subagudo (> 2 sem.).
- Tríada de fiebre, disnea y tos no productiva.
- AS: ↑ LDH, CD4 < 200/μL.
- Rx de tórax: infiltrado intersticial bilateral.
- Si hay alta sospecha, se aconseja solicitar TC de tórax (vidrio deslustrado) y fibrobroncoscopia, así como la investigación de *PnJ* en el esputo.
- Tto.:
  - Trimetoprima/sulfametoxazol en dosis de 15-20 mg/kg al d dividido en 3 tomas. Se aconseja administrar PD en dosis de 40-60 mg/d.

- Si existe alergia, valorar clindamicina en dosis de 300 mg/6-8 h + primaquina en dosis de 15-30 mg(base)/d.

TBC

- Período de incubación subagudo (> 2 sem.).
- Fiebre de bajo grado, pérdida ponderal, linfadenopatías, sudores nocturnos, tos escasamente productiva.
- AS (independientemente de las cifras de CD4).
- Rx de tórax: infiltrado alveolar o patrón miliar (+ fr. en pacientes con cifras de CD4 inferiores).
- Tto. (rara vez es necesario iniciarlo de urgencias): isoniazida (5 mg/kg al d), rifampicina (10 mg/kg al d), pirazinamida (25 mg/kg al d) y etambutol (15 mg/kg al d). Existen comprimidos combinados con rifampicina (150 mg) + isoniazida (75 mg) + pirazinamida (400 mg) + etambutol (275 mg).

Miscelánea

- Sarcoma de Kaposi: inicio subagudo (2-3 sem.), con fiebre, tos y disnea. Son usuales cifras < 200 CD4/μL y Rx con infiltrados hiliares bilaterales, nódulos, derrame pl. y adenopatías.
- Criptococosis: inicio subagudo, acompañado habitualmente de clínica neurológica por afectación del SNC. Es habitual con cifras < 200 CD4/μL.

PATOLOGÍA DIGESTIVA

Disfagia

- La candidiasis esofágica es su causa principal. Considerar la infección por el VHS, el CMV o *Cryptosporidium*.
- Tto.: fluconazol en dosis de 200 mg el el 1.er d, seguido de 100 mg/d × 14-28 d.

Diarrea

La **et., características y tto. específico** de la diarrea en pacientes con VIH se muestran en tabla 13-2:

- + fr. cuanto menor es el recuento de CD4. Aproximadamente el 50 % de los pacientes con CD4 < 50/μL experimentan un episodio de diarrea al año.

Tabla 13-2. Etiología, características y tratamiento de la diarrea en pacientes con infección por el virus de la inmunodeficiencia humana (VIH)

Etiología	Aguda/crónica	CD4/µL	Características	Tratamiento
Salmonella	Aguda/crónica	> 200	Cuadros invasivos Sepsis asociada	Ciprofloxacino (500 mg/12 h × 14 d)
Campylobacter	Aguda/crónica	> 200	Posible exposición sexual Cuadros invasivos posibles	Azitromicina (500 mg/d × 3-5 d)
Shigella	Aguda/crónica	> 200	Posible exposición sexual Cuadros invasivos posibles	Ciprofloxacino (500 mg/12 h × 3-5 d)
Giardia	Aguda/crónica	> 200	Cuadros entéricos	Metronidazol (500 mg/8 h × 7 d)
Isospora	Crónica	> 200	Afebril Diarrea acuosa profusa	TMP/SMX (1600/800/8 h × 10 d)
Entamoeba histolytica	Aguda/crónica	> 200	Cuadros entéricos invasivos	Metronidazol (500 mg/8 h × 10 d)
Clostridium difficile	Aguda/crónica	50-200	ATB u hospitalización previa	Vancomicina (125 mL/6 h × 10 d)
MAC	Crónica	< 50	Sudoración nocturna Síndrome constitucional	Claritromicina (500 mg/12 h) + etambutol (20 mg/kg) + TARGA
Cryptosporidium	Crónica	< 50	Diarrea voluminosa Alteraciones hidroelectrolíticas	Nitazoxanida (500 mg/12 h × 3-5 d) + TARGA
Microsporidium	Crónica	< 50	Cuadro malabsortivo Diarrea acuosa	Albendazol (400-800 mg/12 h × 2-4 sem.)
CMV	Crónica	< 50	Cuadros entéricos invasivos Valorar retinitis	Ganciclovir (5 mg/kg cada 12 h × 14-21 d) + TARGA
Enteropatía por VIH	Crónica	< 100	Diagnóstico de exclusión	Iniciar TARGA
TARGA	Aguda/crónica	–	Diagnóstico de exclusión Medicación reciente	Suspender TARGA

ATB: antibioticoterapia; CMV: citomegalovirus; d: día; h: horas; MAC: *Mycobacterium avium intracellulare*; sem.: semana; TARGA: terapia antirretroviral de gran actividad; TMP/SMX: trimetoprima/sulfametoxazol; ×: durante.

- Anamnesis: modificaciones del tto., toma de antiácidos e IBP, relaciones sexuales previas, adherencia al TAR y recuento de CD4, consumo de tóxicos.
- Según la duración:
  - Diarrea aguda: ≥ 3 deposiciones acuosas o semisólidas diarias, de 3 d a 2 sem.
  - Diarrea persistente: 2-4 sem.
  - Diarrea crónica: ≥ 4 sem.
- Según la localización:
  - Intestino delgado: afecta a la función secretora y de absorción, típicamente acuosas y de grandes volúmenes, con dolor epigástrico.
  - Intestino grueso: afecta a la capacidad absortiva, con deposiciones de pequeño volumen, que pueden acompañarse de productos patológicos (moco y sangre).
- Comprobar el EAB y electrolítico.
- Coprocultivo con investigación de parásitos en heces, así como tinción con auramina y toxina de *Clostridium difficile* si existen FRi.
- Tto.:
  - Si hay sospecha de enteropatía por gram–: ciprofloxacino en dosis de 500 mg/12 h × 5 d.
  - Si hay sospecha de infección parasitaria: metronidazol en dosis de 500 mg/8 h × 5 d.

PATOLOGÍA NEUROLÓGICA

La alteración de la memoria, de la capacidad de concentración y de las funciones motoras son fr. en la población con VIH. Es importante recordar que, dada la disfunción inmunitaria que presentan estos pacientes, la ausencia de fiebre no excluye el dx de infección en el SNC, como tampoco la ausencia de signos meníngeos el dx de meningitis.

La correcta **aproximación diagnóstica** exige:

- Historia clínica: especial mención a la introducción de TAR (dx≠ s. de reconstitución inmunitaria o toxicidad), consumo de tóxicos, adherencia al TARGA y niveles de CD4.
- EF neurológica detallada: síntomas focales, disfunción cerebral difusa.
- AS: GUCI, serología a *Toxoplasma gondii*.
- TC de cráneo: valorar hallazgos patológicos que permitan realizar el dx≠.
- PL (si no existe contral): celularidad, BQ con p., cultivo, VDRL, auramina y estudios de biología molecular a los gérmenes habituales.

El **recuento de CD4/µL** es el principal factor determinante para el dx≠:

- > 500 CD4/µL: et. ≈ a la población inmunocompetente.

- 200-500 CD4/μL: enfermedades cognitivas y motoras asociadas a VIH.
- < 200 CD4/μL:
  - Lesiones con efecto de masa: linfoma cerebral primario (habitualmente, lesión única); abscesos cerebrales (*Nocardia* spp., *Listeria monocytogenes*, *Staphylococcus* spp.) e infección por Toxoplasma gondii (lesiones multifocales).
  - Lesiones sin efecto de masa: encefalopatía por VIH, encefalitis virales, leucoencefalopatía multifocal progresiva, meningitis por *Cryptococcus* spp.

El **tto.** de las posibles infecciones oportunistas (tabla 13-3) no debe ser iniciado de manera urgente, salvo en situación de emergencia neurológica

Tabla 13-3. Tratamiento inicial de las principales infecciones oportunistas del sistema nervioso central (SNC) en pacientes con infección por el virus de la inmunodeficiencia humana (VIH)

Etiología	Tratamiento
Meningitis bacteriana*	Ceftriaxona (2 g/12 h) + vancomicina (30 mg/kg al d) + ampicilina (2 g/6 h) Valorar corticoterapia
LMP	TARGA en pacientes *naïve*
Toxoplasmosis cerebral	• < 60 kg: sulfadiazina (1 g/d) + pirimetamina (200 mg en carga seguidos de 50 mg/d) • > 65 kg: sulfadiazina (1,5 g/d) + pirimetamina (200 mg en carga seguidos de 75 mg/d) • Ácido folínico (10-20 mg/d)
Meningitis criptocócica	Anfotericina B (0,7 mg/kg al d) + flucitosina (25 mg/kg cada 6 h)
Meningitis tuberculosa	Tratamiento de inicio con 4 fármacos Importantes interacciones con el TARGA
Neurosífilis	Bencilpenicilina (penicilina G) (18-24 MUI en perfusión continua de 24 h)
Encefalitis por CMV	Ganciclovir (5 mg/kg cada 12 h)
Encefalitis por el VVZ	Aciclovir (10-15 mg/kg cada 8 h)

*Cobertura empírica de meningitis por *Listeria*. En caso de alergia a las penicilinas, valorar administrar trimetoprima/sulfametoxazol en dosis de 10-20 mg/kg de trimetoprima dividido cada 6-12 h.
CMV: citomegalovirus; d: día; h: horas; LMP: leucoencefalopatía multifocal progresiva; MUI: millones de unidades internacionales; TARGA: terapia antirretroviral de gran actividad; VVZ: virus de la varicela-zóster.

(HTIC, epilepsia, meningitis bacteriana/absceso, ACV). Si fuera necesario, realizar tto. sintomático de epilepsia y/o intoxicación por drogas de abuso.

MANIFESTACIONES DERMATOLÓGICAS

La principal manifestación dermatológica es el exantema, pudiendo corresponder a la primoinfección por VIH o a otra infección concomitante o reacciones medicamentosas (s. de Stevens-Johnson, necrólisis epidérmica tóxica). Salvo estas, no constituyen una urgencia médica.

El dx≠ es amplio: escabiosis, tiña, placas psoriásicas, dermatitis seborreica, sarcoma de Kaposi (lesiones violáceas maculares), ETS.

S. DE RECONSTITUCIÓN INMUNITARIA

Se define como el conjunto de alteraciones inflamatorias como consecuencia de una respuesta paradójica del sistema inmunitario tras el inicio del TAR. Suele ocurrir en pacientes con recuentos bajos de CD4 y carga viral elevada, y en aquellos con dx de TBC o meningitis criptocócica.

Su dx es complicado por la falta de criterios, pero **se caracteriza por**:

- Asociación temporal entre el inicio del TAR y las manifestaciones clínicas.
- Respuesta inflamatoria exagerada en los órganos afectados.
- Respuesta inmunovirológica al TAR (↑ rápido de CD4 y ↓ brusco de carga viral).

Hay que realizar el dx≠ con sobreinfección bacteriana, reacciones de hipersensibilidad e interacciones farmacológicas. Precisa **tto.** en < 10 % de los pacientes; generalmente, AINE y/o GC, aunque también se han utilizado con éxito anti-TNF-α y rituximab.

PROFILAXIS POSEXPOSICIÓN

- A diferencia de las ocupacionales, las no ocupacionales se producen en el contexto de relaciones sexuales o por vía percutánea de manera accidental, con sangre y/u otros fluidos biológicos (semen, secreciones vaginales, líquidos pl., pericárdico, peritoneal y amniótico, y leche humana) potencialmente infectados de VIH.
- I dentro de las 72 h después de la exposición de riesgo.
- Es importante la evaluación del riesgo, que dependerá de:
  - Tipo de exposición: la sexual es la + fr. Se consideran de mayor riesgo las relaciones sexuales anales receptivas.

  - Estado de la persona fuente: elevado si la fuente es VIH+. Si se desconoce el estado, se considerará como +.
  - Cantidad de virus en el inóculo.
- El riesgo del individuo expuesto se considerará:
  - Considerable (I la profilaxis): exposición de recto, vagina, ojos, boca u otras mucosas, piel no intacta o contacto percutáneo con fluidos potencialmente infectantes de fuente VIH+.
  - Riesgo despreciable (no I la profilaxis): exposición a fluidos no considerados como potencialmente infectantes, independientemente del estado de la fuente respecto al VIH. Asimismo, cualquier tipo de exposición con cualquier tipo de fluido si la fuente es VIH–.
- Para la valoración del riesgo, se aconseja consultar: http://gesida-seimc.org/wp-content/uploads/2017/02/gesida-guiasclinicas-2015-Profilaxis-postexposicion-VIH-VHC-VHB.pdf
- Se recomienda la extracción de AS con H, BQ (función renal y hepática), además de serología de VIH, VHB, VHC y carga viral de VIH tanto de la fuente como de la exposición.
- Se dispone de kits de 4 comprimidos de TARGA en urgencias para administrar en caso necesario. El TARGA disponible es Genvoya® (emtricitabina/tenofovir alafenamida/elvitegravir/cobicistat) o Biktarvy® (emtricitabina/tenofovir alafenamida/bictegravir). Tras la indicación del TARGA, se derivará de manera urgente a las consultas externas de enfermedades infecciosas para la valoración.

TAR

Actualmente, se aconseja administrar **triple terapia** con 2 inhibidores de la transcriptasa inversa análogos de nucleótidos asociado a un inhibidor de la integrasa, un no análogo de la transcriptasa inversa o un inhibidor de la proteasa.

El TAR actual muestra una excelente tolerancia con escasos **efectos adversos** (tabla 13-4), pero, ante la prescripción de un fármaco nuevo a un paciente con TARGA, siempre deben comprobarse las posibles **interacciones**, aconsejándose herramientas como HIV Drug Interactions de Liverpool: https://www.hiv-druginteractions.org

BIBLIOGRAFÍA

Beatty GW. Diarrhea in patients infected with HIV presenting to the emergency department. Emerg Med Clin N Am. 2010;28(2):299-310.

Brown J, Shesser R, Simon G, Bahn M, Czarnogorski M, Kuo I, *et al*. Routine HIV screening in the emergency department using the new US Centers for Disease

Tabla 13-4. Efectos adversos del tratamiento antirretroviral

TARGA	Efecto adverso	Diagnóstico	Tratamiento
Análogos de nucleótidos	Acidosis láctica	pH < 7,3 Bicarbonato < 20 mEq/L Hiperlactacidemia	Interrupción del TARGA Infusión de bicarbonato Valorar hemodiálisis y/o ventilación mecánica
Análogos de nucleótidos (didanosina)	Pancreatitis	Hiperamilasemia	Interrupción del TARGA Tratamiento de la pancreatitis
Abacavir	Hipersensibilidad	Reacción de hipersensibilidad	Realizar HLA B5701 Interrupción del TARGA
Nevirapina Ritonavir	Hepatotoxicidad	AST o ALT > 3-5 LSN	Descartar coinfección viral Valorar la modificación del TARGA
Atazanavir	Hiperbilirrubinemia	↑bilirrubina Sin ↑ de las transaminasas	Consultar al especialista enfermedades infecciosas
Inhibidores de la proteasa Tenofovir	Necrosis avascular Osteoporosis	Rx, RM DMO	Tratamiento quirúrgico o conservador Valorar el inicio de la administración de bisfosfonatos Consultar al especialista enfermedades infecciosas
Inhibidores de la proteasa	Hiperglucemia	Glucosa sérica, pH, bicarbonato, *anion gap*	Tratamiento con antidiabéticos orales Valorar la insulinoterapia

ALT: alanina-aminotransferasa; AST: aspartato-aminotransferasa; DMO: densitometría ósea; HLA: antígeno leucocitario humano (*human leukocyte antigen*); LSN: límite superior de la normalidad; RM: resonancia magnética; Rx: radiografía; TARGA: tratamiento antirretroviral de gran actividad.

Control and Prevention Guidelines: results from a high-prevalence area. J Acquir Immune Defic Syndr. 2007;46(4):395-401.

Everett CK, Fei MW, Huang L. Respiratory emergencies in HIV-infected persons. Emerg Med Clin N Am. 2010;28(2):283-98.

Fleishman JA, Moore RD, Conviser R, Lawrence PB, Korthuis PT, Gebo KA. Associations between outpatient and inpatient service use among persons with HIV infection: a positive or negative relationship? Health Serv Res. 2008;43(1 Pt 1):76-95.

Ford N, Venter F, Irvine C, Beanland RL, Shubber Z. Starter packs versus full prescription of antiretroviral drugs for postexposure prophylaxis: a systematic review. Clin Infect Dis. 2015;60 Suppl 3:S182-6.

Grupo de expertos de la Secretaria del Plan Nacional sobre el sida (SPNS), Grupo de Estudio de Sida (GeSIDA), Sociedad Española de Medicina y Seguridad del Trabajo (SEMST), Sociedad Española de Medicina Preventiva, Salud Pública e Higiene (SEMPSPH), Asociación Española de Especialistas en Medicina del Trabajo (AEEMT), Sociedad Española de Salud Laboral en la Administración Pública (SES- LAP), Asociación Nacional de Médicos del Trabajo en el Ámbito Sanitario (ANMTAS), Sociedad Española de Infectología Pediátrica (SEIP), Sociedad Española de Medicina de urgencias y Emergencias (SEMES), Grupo de Estudio de Hepatitis Víricas-SEIMC (GEHEP) y Federación Española de la Enfermería del Trabajo (FEDEET). Documento de consenso sobre profilaxis postexposición ocupacional y no ocupacional en relación con el VIH, VHB y VHC en adultos y niños (actualización de Marzo de 2015). Disponible en: http://gesida-seimc.org/wp-content/uploads/2017/02/gesida-guiasclinicas-2015-Profilaxispostexposicion-VIH-VHC-VHB.pdf

Hellinger FJ. The changing pattern of hospital care for persons living with HIV: 2000 through 2004. J Acquir Immune Defic Syndr. 2007;45(2):239-46.

Mayer KH, Jones D, Oldenburg C, Jain S, Gelman M, Zaslow S, *et al*. Optimal HIV postexposure prophylaxis regimen completion with single tablet daily elvitegravir/cobicistat/tenofovir disoproxil fumarate/emtricitabine compared with more frequent dosing regimens. J Acquir Immune Defic Syndr. 2017;75(5):535-9.

Mohareb AM, Rothman RE, Hsieh YH. Emergency department (ED) utilization by HIV-infected ED patients in the United States in 2009 and 2010- a national estimation. HIV Med. 2013;14(10):605-13.

Panel de expertos de GeSIDA y Plan Nacional sobre el SIDA. Documento de consenso de GeSIDA/Plan Nacional sobre el SIDA respecto al tto antirretroviral en adultos infectados por el virus de la inmunodeficiencia humana (actualización Julio 2020). Disponible en: http://gesida-seimc.org/wp-content/uploads/2020/07/TAR_GUIA_GESIDA_2020_COMPLETA_Julio.pdf

Richey LE, Halperin J. Acute human immunodeficiency virus infection. Am J Med Sci. 2013;345(2):136-42.

Rutstein SE, Ananworanich J, Fidler S, Johnson C, Sanders EJ, Sued O, *et al*. Clinical and public health implications of acute and early HIV detection and treatment: a scoping review. J Int AIDS Soc. 2017;20(1):21579.

Shahani L, Shah M, Tavakoli-Tabasi S. Immune reconstitution inflammatory syndrome in a patient with progressive multifocal leukoencephalopathy. BMJ Case Rep. 2015;2015:bcr2014207325.

Torres M, Moayedi S. Management of human immunodeficiency virus in the emergency department. Emerg Med Clin N Am. 2018;36(4):777-94.

Aproximación clínica al paciente con sospecha de COVID-19

14

B. Sobrino Díaz, I. Márquez Gómez y L. Blanca Valiente de Santis

PUNTOS CLAVE

- Este capítulo de nuestra Historia ha puesto de manifiesto la necesidad de priorizar la investigación y el desarrollo sostenible, y ha supuesto un reto extraordinario para nuestra capacidad de adaptación a tiempo real y nuestra flexibilidad intelectual. Este insólito esfuerzo no habría sido nunca posible sin el apoyo emocional colectivo que hemos vivido dentro de los grandes equipos multidisciplinarios que se han conformado y unido para dar respuesta a la pandemia.
- Nuestro más emocionado recuerdo para todos, pues todos están.

INTRODUCCIÓN

COVID-19 es el término elegido por la OMS para designar a la enfermedad causada por el SARS-CoV-2, un virus ARN perteneciente a la familia *Coronaviridae*, descrito por primera en vez en un agrupamiento de pacientes afectados de neumonía atípica en Wuhan (China) a principios de diciembre de 2019.

La alta capacidad para la transmisión persona-persona, reconocida desde mitad de enero de 2020 en el contexto de este primer brote, ha permitido su rápida expansión a nivel mundial, elevándolo a la categoría de pandemia, oficialmente declarada como tal por la OMS el 11 de marzo de 2020, convirtiéndose en el motivo más frecuente de consulta y hospitalización en nuestros centros sanitarios y en una seria amenaza para la capacidad de adaptación y respuesta de estos.

La principal fuente de infección son los pacientes infectados a su vez por el SARS-CoV-2. La transmisión se produce a través de las gotas respiratorias (aerosoles > 5 µm) en distancias cortas (1,5-2 m) o a través de manos contaminadas, siendo el contacto prolongado (> 15 min) el de mayor riesgo. Es posible el contagio a partir de pacientes asintomáticos e, incluso, de personas en período de incubación, siendo por ello indispensables las medidas universalmente aceptadas para minimizar la transmisión (distancia social, uso de mascarillas y lavado frecuente de manos).

EVOLUCIÓN NATURAL Y MANIFESTACIONES CLINICAS

La COVID-19 abarca un espectro clínico variado que oscila desde formas asintomáticas o leves (80 %), con síntomas similares a los ocasionados por la gripe, si bien con un debut menos brusco, hasta cuadros de neumonía grave, que pueden desembocar en un SDRA, fallo multiorgánico y muerte. El período de incubación oscila alrededor de 5 d (intervalo de 4-7 d) con un máximo de 12-13 d. El riesgo para la adquisición de la infección e, incluso, para el desarrollo de formas graves se ha descrito relacionado con factores como la edad, el sexo, el grupo sanguíneo o los trastornos subyacentes como la HTA, la DM, la patología cardiovascular o la enfermedad renal crónica.

En su evolución natural, pueden describirse tres fases bien diferenciadas, desempeñando un papel muy relevante en la progresión hacia formas graves la respuesta inflamatoria desencadenada en el hospedador por la infección.

Fase 1 o infección temprana

Comprende desde el momento de la inoculación hasta aproximadamente el día 7-10. Es la fase en la que la rápida replicación viral es predominante y los síntomas remedan un cuadro gripal, incluyendo febrícula, mialgias, tos seca o cefalea. Se han descrito también la alteración o pérdida del olfato y del gusto, así como síntomas gastrointestinales (náuseas, vómitos y, sobre, todo diarrea). Desde el punto de vista analítico, esta fase se acompaña de la aparición de linfopenia y ↑ discreta de la LDH o del dímero D, y es el momento ideal para la administración de un fármaco con actividad antiviral que permita acortar el período sintomático, disminuir la transmisibilidad y evitar la progresión a fases ulteriores. Una vez resuelta, la recuperación y el pronóstico son excelentes.

Fase 2 o fase pulmonar

A partir del día 7, esta fase se caracteriza por la rápida replicación viral a nivel pulmonar e inflamación local, dando lugar al desarrollo de una neumonía viral con fiebre alta, tos, disnea e hipoxemia. Desde el punto de vista analítico, comienzan a ↑ discretamente los marcadores de inflamación y las transaminasas, se acrecienta la linfopenia y son visibles ya las anormalidades radiológicas. La PCT suele ser N o baja.

Es preceptivo aquí el soporte respiratorio, puede seguir siendo útil el uso de un antiviral o plasma de convalecientes y, según el grado de hipoxemia, el paciente podría beneficiarse de la adición de corticoides al esquema de tto.

Fase 3 o hiperinflamatoria

Puede solaparse con el final de la anterior y se caracteriza por un s. de respuesta hiperinflamatoria, en el que, desde el punto de vista analítico, destaca una marcada ↑ de las citocinas (IL-6, IL-1, IL-7), ferritina, PCR o dímero D, del mismo modo que es posible constatar la ↑ de la troponina o del pro-BNP. En esta fase, se desarrolla el SDRA, la vasoplejia, la miocarditis, el colapso cardiovascular y finalmente el fracaso multiorgánico. El tto. debe consistir en el uso de inmunomoduladores dirigidos a minimizar la tormenta inflamatoria; se recomienda el uso de corticoides junto a tocilizumab (anti-IL-6) o anakinra (anti-IL-1).

EVALUACIÓN INICIAL

En la medida en que sea posible, el paciente con sospecha de infección por SARS-CoV-2 o infección confirmada deberá atenderse en circuitos debidamente diferenciados en cada área asistencial (urgencias, hospitalización, UCRI, UCI). El profesional lo atenderá ataviado con el EPI: calzas, bata impermeable, guantes, gafas/pantalla y mascarilla FFP2 (FFP3 en aquellas circunstancias en las que se vayan a realizar procedimientos invasivos sobre la vía respiratoria o técnicas que generen aerosoles).

Esta primera valoración debe incluir:

- **Anamnesis completa**: síntomas, fecha de inicio de los síntomas (importante para situar el momento de la evolución en el que nos encontramos), convivientes afectados o posible fuente/caso con el que se produjo el contacto.
- **EF**: además de las exploraciones rutinarias, deben consignarse en este apartado las cifras de TA, FC en reposo, $SatO_2$ basal y FR y el índice PaFi-O_2 (Fig. 14-1), imprescindible para establecer la existencia o no

$FiO_2/SatO_2$	85 %	88 %	90 %	92 %	94 %	95 %	96 %	97 %	98 %	99 %
21 %	238	262	286	310	333	357	381	429	476	524
24 %	208	229	250	271	292	313	333	375	417	458
26 %	192	212	231	250	269	288	308	346	385	423
28 %	179	196	214	232	250	268	286	321	357	393
31 %	161	177	194	210	226	242	258	290	323	355
35 %	143	157	171	186	200	214	229	257	286	314
40 %	125	138	150	163	175	188	200	225	250	275
45 %	111	122	133	144	156	167	178	200	222	244
50 %	100	110	120	130	140	150	160	180	200	220
60 %	83	92	100	108	117	125	133	150	167	183
70 %	71	79	86	93	100	107	114	129	143	157
80 %	63	69	75	81	88	94	100	113	125	138
90 %	56	61	67	72	78	83	89	100	111	122
100 %	50	55	60	65	70	75	80	90	100	110

Figura 14-1. Cálculo del cociente PaFi-O_2 (presión arterial parcial de oxígeno/fracción inspirada de oxígeno) de forma práctica.
FiO_2: fracción inspirada de oxígeno; $SatO_2$: saturación periférica de oxígeno.

de SDRA y su gravedad (leve ≤ 300 mm Hg, moderado ≤ 200 mm Hg, grave ≤ 100 mm Hg).

- **AS**: H, BQ que incluya perfil hepático, PCR, PCT y ferritina, C con dímero D y, en los centros en los que sea posible y si se prevé el ingreso del paciente, añadir IL-6 , troponina, CK y pro-BNP.
- **ECG**: si hay dolor torácico, palpitaciones o síntomas que sugieran TEP.

DX MICROBIOLÓGICO

PDIA

Se realizará a toda persona con sospecha de infección por el SARS-CoV-2 en las primeras 24 h. En el momento actual, **se dispone de dos PDIA**: una prueba rápida de detección de Ag (Ag-RDT) y una de detección de ARN viral mediante una RT-PCR o una técnica molecular equivalente. Las pruebas antigénicas tienen una S ≈ del 95 % en pacientes sintomáticos, pero hay escasa evidencia aún de su utilidad en asintomáticos. La RT-PCR, con una S del 85-90 % y una E ≈ al 100 %, se considera de referencia en este contexto. La realización de una u otra, o una secuencia de ambas, dependerá del ámbito de realización, la disponibilidad y de los días de evolución de los síntomas.

Las muestras recomendadas para el dx microbiológico serán preferentemente las referidas a las VRA, recogidas por personal entrenado en el soporte adecuado: frotis nasofaríngeo (hisopo fino y flexible) y/u orofaríngeo (hisopo rígido). Las muestras de las vías respiratorias bajas se considerarán a juicio facultativo, especialmente, en pacientes con enfermedad respiratoria grave. Estas muestras parecen tener mayor rendimiento en pacientes con neumonía, y pueden ser obtenidas fácilmente en casos de pacientes intubados con VM. Se han de considerar para su recogida y transporte muestras de riesgo biológico (categoría B) y, si no pueden ser enviadas de inmediato al laboratorio, deben permanecer refrigeradas a 4 °C.

Ámbito comunitario/servicios de urgencias/consultas externas: personas sin criterios de hospitalización.

- Si la evolución de los síntomas es ≤ 5 d, realizar Ag-RDT:
  - Si el resultado es +, el dx de infección por SARS-CoV-2 queda confirmado.
  - Si el resultado es –, se considera descartada la infección activa en ausencia de alta probabilidad clínico-epidemiológica.
- Si la evolución de los síntomas es > 5 d, se realizará PCR.

Centros sanitarios/sociosanitarios: personas con criterios de hospitalización. Se considera válida la realización tanto de una Ag-RDT como una PCR en el exudado nasofaríngeo:

- Si la prueba inicial ha sido una PCR y el resultado es –, pero la sospecha clínica/epidemiológica es alta, se repetirá la PCR en el exudado nasofaríngeo.
- Si la prueba inicial ha sido una Ag-RDT y el resultado es –, se realizará una PCR en el exudado nasofaríngeo.
- Si en las situaciones anteriores la prueba sigue siendo –, se descartará el dx, a no ser que sea considerado un caso con alta probabilidad clínico-epidemiológica.

Prueba de determinación de AC

En el suero obtenido por venopunción o sangre capilar. La S es variable en función del tiempo transcurrido desde el inicio de los síntomas (< 50 % si < 5 d, > 90 % si > 20 d), con una E del 90-99 %. Sirve para confirmar la respuesta inmunitaria, la infección pasada. La 1ª muestra debe recogerse a partir del d 7 desde el inicio de los síntomas (fase aguda), y la 2ª muestra, 20-30 d después. No se recomienda la realización de ningún tipo de pruebas serológicas para el diagnóstico de infección activa, ni en personas con síntomas ni en asintomáticos.

DX DE IMAGEN

La imagen desempeña un papel extremadamente relevante en el dx de la COVID-19, especialmente cuando la sospecha clínica-epidemiológica es alta, pero las PDIA resultan negativas, así como para establecer la gravedad de la enfermedad y valorar la progresión o la respuesta terapéutica.

- **Rx de tórax**: es la primera que solicitar ante un paciente con sospecha de COVID-19 o infección confirmada. Puede ser N en pacientes leves o en estadios precoces de la enfermedad, y mucho más elocuente a los 10-12 d del inicio de los síntomas. Los hallazgos radiológicos típicos suelen ser el patrón reticular (inicio de los síntomas), las opacidades en vidrio deslustrado y las consolidaciones (estadios más avanzados), fundamentalmente, periféricas y bilaterales, con un discreto predominio de los campos pulmonares inferiores, parcheadas, redondas. No son frecuentes el derrame pl. (3 %), el derrame pericárdico o las cavitaciones. En casos de progresión hacia SDRA, la Rx demostrará la confluencia de las opacidades y la enfermedad difusa.
- **TC de tórax de alta resolución**: se considera la prueba de imagen más sensible para detectar la COVID-19 (hasta del 97 %), incluso en esta-

dios precoces. Debe considerarse en pacientes graves, pacientes con deterioro clínico progresivo o escenarios complejos que exijan un dx≠ más preciso. Los patrones descritos con más frecuencia son: opacidades en vidrio deslustrado (hallazgo más precoz), consolidación (segundo en frecuencia, indica progresión), reticulación periférica (engrosamiento de septos/aumenta con el curso de la enfermedad), patrón en empedrado (por edema alveolar e intersticial agudo; signo de progresión). La afectación suele ser multifocal, bilateral, de distribución periférica y subpleural.

- **Angio-TC de tórax**: la respuesta inflamatoria sistémica y el daño endotelial asociados a la infección vírica conducen a un estado de hipercoagulabilidad en el que aumenta la probabilidad de que acontezcan fenómenos tromboembólicos. Hay que considerar este dx en pacientes con ↑ persistentes del dímero-D, hipoxemias graves no explicadas por completo por el grado de afectación parenquimatosa o ante el desarrollo de síntomas que sugieran fracaso cardíaco *de novo*.

ABORDAJE TERAPÉUTICO

Se propone a continuación un esquema de tto. basado en el grado de gravedad de la infección, en el que solo se incluyen las estrategias que hasta el momento han demostrado evidencia; son objeto, por lo tanto, de revisión continua.

Asintomático o síntomas leves

Paciente sin síntomas o con síntomas respiratorios, pero sin disnea, FR < 22 r.p.m. y $SatO_2$ basal ≥ 94 %:

- **Seguimiento ambulatorio/domiciliario** mediante vigilancia telefónica diaria, especialmente, en pacientes de alto riesgo (> 60 años o con comorbilidad: HTA, DM, EPOC, enfermedad cardiovascular, hepatopatía crónica, neoplasias o inmunosupresión relevante). Considerar el ingreso en este subgrupo de pacientes si no es posible el seguimiento telefónico.
- **Tto. sintomático** (paracetamol o metamizol) y **aislamiento** según la recomendaciones vigentes de Salud Pública.
- Recomendación en contra del uso de dexametasona.

Enfermedad moderada o grave

Paciente con síntomas respiratorios y disnea, FR > 22 r.p.m. y $SatO_2$ basal < 94 %:

- **Ingreso hospitalario**. Los pacientes que progresen hacia formas críticas (necesidad de O_2 a alto flujo, VM o ECMO) deben ingresar en UCI o UCRI.

- O_2 según las necesidades.
- **ATB**: considerar si hay sospecha de coinfección o sobreinfección bacteriana (5 % de los casos).
- **GC**:
  - Recomendados si se necesita O_2 de bajo flujo (gn o VK) para mantener la $SatO_2$ > 94 %.
  - Es posible que la determinación de biomarcadores de inflamación pueda ser de ayuda para tomar la decisión de iniciar corticoterapia, pero no existe suficiente evidencia al respecto.
  - El principio activo recomendado de forma preferente es la dexametasona en dosis de 6 mg/d × 7-14 d por v.o. o i.v.
  - Como alternativas, se pueden utilizar 150 mg/d de hidrocortisona (50 mg/8 h i.v.), 40 mg de PD por v.o., o 32 mg de MPD (8 mg/6 h o 16 mg/12 h por v.o. o i.v.).
- **Remdesivir**:
  - No disminuye la mortalidad, pero sí acorta el período sintomático.
  - I en pacientes que precisen ingreso hospitalario y requieran O_2 a bajo flujo (< 15 L/min), siempre que el paciente lleve < 10 d desde el comienzo de los síntomas.
  - No debe iniciarse en pacientes críticos, pero sí mantenerse en estos casos si se ha iniciado antes de la progresión a la situación crítica.
  - Contral si el FG < 30 mL/min y ↑ transaminasas (≥ 5 × LSN).
  - La duración del tto. en general debe ser de 5 d; aunque no existe evidencia, podría considerarse prolongarlo hasta 10 d en casos graves que requieran VMI o ECMO o en pacientes con ID grave.
  - Dosis de 200 mg/d i.v. el 1.er d, seguidos de 100 mg/d i.v. del 2º al 5º días.
- **Tocilizumab**:
  - Su uso ha demostrado en un metanálisis reducir la necesidad de VMI y la mortalidad, así como un mejor pronóstico en distintos estudios observacionales, si bien, se necesita de una mayor evidencia científica.
  - Puede considerarse en pacientes que progresan a pesar de tratamiento con GC o ser una alternativa a estos en caso de que estén contral. Se recomienda su uso preferiblemente en el contexto de un ensayo clínico. No indicado en pacientes con valores de AST/ALT 10 veces > al LSN, neutropenia y/o coinfecciones.
  - Se recomienda el cribado del VHB.
  - La dosis requiere el ajuste por peso:
    - < 75 kg: dosis única de 400 mg.
    - > 75 kg: dosis única de 600 mg.
- **Plasma hiperinmune**: aún existe falta de evidencia, pero es posible que sea útil en formas graves y estadios tempranos de la infección (< 7-10 d).

- **Fármacos actualmente desaconsejados** (en ensayos clínicos aleatorizados no han demostrado eficacia): hidroxicloroquina, hidroxicloroquina + azitromicina, lopinavir/ritonavir, interferón.

Otras intervenciones

De forma común y transversal a todo el ingreso:

- Disminuir la inmunosupresión de base hasta la recuperación clínica.
- Tto. sintomático.
- Profilaxis tromboembólica, en todos los pacientes salvo contral (Tabla 14-1).
- En pacientes que reciban tratamiento con GC: control de la glucemia y considerar la posibilidad de infecciones endémicas como la hiperinfestación por *Strongyloides stercoralis*.
- Soporte nutricional adecuado.
- Medidas para la prevención/detección precoz del síndrome confusional/delirio, complicación relativamente frecuente en pacientes frágiles.
- Apoyo emocional.

Criterios para levantar el aislamiento (ECDC, octubre de 2020)

- **Pacientes asintomáticos con COVID-19**: 10 d de la toma de la muestra que dio dx de COVID-19.
- **Pacientes sintomáticos con COVID-19 leve/moderada**:
  - Afebril durante ≥ 3 d y mejoría de los síntomas diferentes a la fiebre.
  - 10 d del comienzo de los síntomas o 2 PCR – para COVID-19 con un intervalo de 24 h.
- **Pacientes sintomáticos con COVID-19 grave**:
  - Afebril durante ≥ 3 d y mejoría de los síntomas diferentes a la fiebre.
  - 14-20 d del comienzo de los síntomas o 2 PCR – para COVID-19 con un intervalo de 24 h.
- **Pacientes sintomáticos ID con COVID-19**:
  - Afebril durante ≥ 3 d y mejoría de los síntomas diferentes a la fiebre.
  - 20 d del comienzo de los síntomas o 2 PCR – para COVID-19 con un intervalo de 24 h.

BIBLIOGRAFÍA

Estrategia de detección precoz, vigilancia y control de COVID-19. Ministerio de Sanidad, Gobierno de España (Diciembre 2020).

Martínez Chamorro E, Díez Tascón A, Ibáñez Sanz L, Ossaba Vélez S, Borruel Nacenta S. Diagnóstico radiológico del paciente con COVID-19. Radiología. 2020;63(1):56-73.

Tabla 14-1. Profilaxis tromboembólica en el paciente con COVID-19

DOSIS PROFILÁCTICAS		
• TODO PACIENTE al ingreso • Tratamiento PRECOZ	**Cl_{Cr} > 30 mL/min**	**Cl_{Cr} < 30 mL/min**
	ENOXAPARINA: 40 mg s.c./24 h o BEMIPARINA: 3.500 U s.c./24 h	ENOXAPARINA: 20 mg s.c./24 h o BEMIPARINA: 2.500 U s.c./24 h
DOSIS PROFILÁCTICAS EN PACIENTES CON ALTO RIESGO DE TROMBOSIS		
• COVID-19 grave • Dímero D > 1.500 ng/mL, ferritina > 1.000 ng/mL, IL-6 > 40 pg/mL • Antecedentes de ETEV o patología isquémica arterial • Dímero D > 3.000 ng/mL	**Cl_{Cr} > 30 mL/min** ENOXAPARINA: 1 mg/kg cada 24 h s.c. BEMIPARINA: 5.000 U s.c./24 h	**Cl_{Cr} < 30 mL/min** ENOXAPARINA: 0,5 mg/kg cada 24 h s.c. BEMIPARINA: 3.500 U s.c./24 h
DOSIS TERAPÉUTICAS (sospecha de TEP o paciente crítico)		
• Hipoxemia brusca ($SatO_2$ < 90 %) y/o FC > 110 l.p.m. y/o hipotensión (TAS < 100 mm Hg) y/o clínica de TEP • Hipoxemia refractaria • Inestabilidad hemodinámica • Elevación progresiva del dímero D	**Cl_{Cr} > 30 mL/min** ENOXAPARINA: 1,5 mg/kg cada 24 h s.c. o 1 mg/kg cada 12 h s.c. BEMIPARINA: 115 U/kg cada 24 h	**Cl_{Cr} < 30 mL/min** ENOXAPARINA: 1 mg/kg cada 24 h BEMIPARINA: 85 U/kg cada 24 h
PROFILAXIS AL ALTA		
Individualizar y valorar el riesgo	ENOXAPARINA: 40 mg s.c./24 h BEMIPARINA: 3500 U s.c./24 h	DURACIÓN de 7 días

INTERACCIONES:
- AAS-AINE
- Anticoagulación oral
- IECA/ARA II: hiper-K

PRECAUCIÓN CON:
- Hiper-K
- Crisis hipertensivas mal controladas
- Valorar siempre el riesgo de sangrado (Escala HAS BLED)

CONTRAINDICACIONES ABSOLUTAS:
- Hemorragia activa
- Plaquetas < 30.000

AAS: ácido acetilsalicílico; AINE: antiinflamatorios no esteroideos; ARA II: antagonistas de los receptores de la angiotensina II; Cl_{Cr}: aclaramiento de la creatinina (*creatinine clearance*); COVID-19: enfermedad por coronavirus de 2019 (*coronavirus disease 2019*); ETEV: enfermedad tromboembólica venosa; FC: frecuencia cardíaca; h: hora; hiper-K: hiperpotasemia; IECA: inhibidores de la enzima convertidora de la angiotensina; IL: interleucina; kg: kilogramo; l.p.m.: latidos por minuto; mg: miligramo; mL: mililitro; mm Hg: milímetros de mercurio; ng: nanogramos; pg: picogramos; $SatO_2$: saturación periférica de oxígeno; s.c.: subcutáneo; TAS: tensión arterial sistólica; TEP: tromboembolia pulmonar; U: unidades.

RECOVERY Collaborative Group; Horby P, Lim WS, Emberson JR, Mafham M, Bell JL, *et al*. Dexamethasone in hospitalized patients with Covid-19. N Engl J Med. 2021;384(8):693-704.

Sociedad Española de Enfermedades Infecciosas y Microbiología Clínica (SEIMC). Recomendaciones SEIMC para el manejo clínico de pacientes con COVID-19 (Diciembre 2020).

Siddiqi HK, Mehra MR. COVID-19 illness in native and immunosuppressed states: a clinical-therapeutic staging proposal J Heart Lung Transplant. 2020;39(5):405-7.

Tleyjeh IM, Kashour Z, Damlaj M, Riaz M, Tlayjeh H, Altannir M, *et al*. Efficacy and safety of tocilizumab in COVID-19 patients: a living systematic review and meta-analysis. Clin Microbiol Infect. 20217(2):215-27.

OTRAS URGENCIAS

IV

Dermatología

15

M. C. Ordóñez Cañizares, M.ª V. Irigoyen Oyarzábal y A. Nieto González

PUNTOS CLAVE

- El conocimiento de las lesiones elementales, primarias y secundarias, es indispensable en la atención de los numerosos pacientes que acuden a urgencias por alteraciones cutáneas.
- Rara vez una enfermedad dermatológica es una emergencia y, entre ellas, cabe destacar las toxicodermias y el s. de la piel escaldada estafilocócica.
- Las reacciones alérgicas cursan frecuentemente con manifestaciones cutáneo-mucosas, pero requieren un cribado y tratamiento precoz de su afección sistémica.

ERITEMA NODOSO

- Clínica: nódulos eritematosos, calientes y dolorosos, en la región pretibial, bilaterales, sin ulceración, que pueden acompañarse de astenia, artralgias y fiebre.
- Et.: idiopático (50 %), infecciones de las VRA (sobre todo, estreptocócicas) y gastrointestinales, enfermedades sistémicas (sarcoidosis) y fármacos (anticonceptivos orales, sulfamidas, penicilina).
- PC:
  - AS.
  - Rx de tórax: d TBC o sarcoidosis.
  - Muestra faríngea: detección de Ag estreptocócico.
  - Muestra de heces: si hay sospecha de infección gastrointestinal.
  - Biopsia profunda incluyendo el tejido adiposo: si es un caso atípico o se sospecha de una enfermedad grave (neoplasia o infección en ID)
- **Tto.**:
  - Reposo relativo.
  - AINE por v.o.
  - En casos recalcitrantes: PD, colchicina, dapsona e hidroxicloroquina.

ERITRODERMIA

- Clínica: eritema y descamación > 90 % de la superficie corporal.
- Et.: > 50 % de los casos se debe a la generalización de una dermatosis previa (psoriasis o dermatitis atópica). Otras causas: toxicodermias, linfoma cutáneo de cél. T o idiopáticas.
- PC:
  - AS: H (anemia, leucocitosis), C, BQ (T-he, hipoalbuminemia, afectación renal, elevación de CK), proteinograma, ANA, marcadores tumorales.
  - ECG.
  - Rx de tórax: si se sospecha de IC o proceso infeccioso.
  - Cultivos: si se sospecha de infección desencadenante o complicación.
  - Biopsia cutánea: si no hay antecedentes dermatológicos.
  - Análisis de adenopatías, médula ósea y TC si se sospecha de linfoma.
- **Tto.**:
  - Et.
  - Ingreso hospitalario en ambiente cálido.
  - Sueroterapia: si existe riesgo de deshidratación, precaución para no provocar IC.
  - Dieta N o hiperproteica.
  - Medidas locales: baños de antisépticos como el sulfato de cinc (15 g/baño) × los primeros 2-3 d y, después, baños emolientes (evitando alquitranes).
  - Corticoides tópicos de potencia media-alta (previamente ɖ infección): mometasona, aceponato de metilprednisolona, betametasona al 0,05 %. Evitar los de muy alta potencia por el riesgo de absorción.
  - Antihistamínicos sedantes para el prurito.
  - Amoxicilina-ácido clavulánico i.v. si se sospecha de sobreinfección.
  - En casos recalcitrantes, incluso sin diagnóstico: PD en dosis de 0,5 mg/kg al d (asegurándose previamente de que no se trata de una eritrodermia psoriásica), ciclosporina en dosis de 3-5 mg/kg al d (en casos psoriasiformes o atipoformes) y metotrexato en dosis de 5-25 mg/sem. (si se sospecha de linfoma).

S. DE LA PIEL ESCALDADA ESTAFILOCÓCICA

- Se produce por la toxina que se libera desde el sitio de la infección estafilocócica (otitis, conjuntivitis, etc.) y por vía hematógena alcanza la piel. Afecta, sobre todo, a niños pequeños y adultos con nefropatía o inmunosupresión.

- Clínica: eritema difuso que afecta a pliegues y zonas periorificiales, donde pueden aparecer costras melicéricas. No hay afectación de las mucosas. EF: despegamiento de la piel al roce (signo de Nikolski +).
- PC:
  - AS con C y orina, Rx de tórax, ECG.
  - Frotis nasofaríngeo y conjuntival.
  - Biopsia cutánea: si es una forma atípica o los cultivos son –.
- **Tto.**:
  - Ingreso hospitalario en ambiente cálido.
  - Sueroterapia.
  - Cloxacilina i.v.
  - Analgésicos.
  - Curas cutáneas: en la fase exudativa (erosiones), fomentos astringentes como sulfato de cinc y, en la fase seca (costras), emolientes como el aceite de vaselina.

TOXICODERMIAS

Exantema medicamentoso

- Clínica: erupción maculopapulosa eritematosa, que con frecuencia es indistinguible del exantema vírico. Aparece entre el 1.er d y las 3 sem. siguientes al inicio del fármaco. Suele comenzar en el tronco, con posterior extensión a las extremidades. En los pliegues, el eritema es más intenso. Es poco fr. la afectación de la cara, las palmas, las plantas y las mucosas. Puede cursar con prurito y febrícula. Ausencia de reacción cutánea grave o síntomas sistémicos; si aparecen, hay que pensar en reacciones medicamentosas + graves.
- Et.: ATB (penicilina, ampicilina, sulfamidas), antiepilépticos (carbamazepina, hidantoínas), alopurinol y pirazolonas.
- PC:
  - Historia clínica detallada: incluir todos los fármacos a los que ha estado expuesto el paciente, fecha de introducción, fecha de la aparición de la erupción e intervalo transcurrido desde el inicio de la administración, respuesta al retirar el fármaco, aparición previa de reacciones medicamentosas o alergias a alimentos.
  - Si hay síntomas sistémicos o lesiones cutáneas graves, incluir:
    - AS y orina.
    - Estudio inmunológico: ANA si se sospecha de lupus inducido por fármacos.
    - Biopsia cutánea: no realizarla de rutina por ser inespecífica.
- **Tto.**:
  - Identificar y suspender el medicamento causante.

- Antihistamínicos sedantes para el prurito.
- Corticoides tópicos de potencia media-alta (previamente ɖ infección): mometasona, aceponato de metilprednisolona, betametasona al 0,05 %.
- GC sistémicos en formas graves: uso controvertido.

NET

- Clínica:
  - Fase prodrómica (fiebre, astenia, anorexia): 2 sem. antes de la aparición de las lesiones mucocutáneas.
  - Posteriormente, aparición brusca de lesiones maculares eritematosas o purpúricas en el tronco, la cara y el cuello, que pueden extenderse a las extremidades, con tendencia a formar ampollas y costras. Se ven afectadas al menos 2 mucosas (conjuntivales, nasales, genitales y orales), siendo la afectación oral constante, con costras hemorrágicas en los labios y estomatitis. En casos graves, puede verse afectada la mucosa respiratoria y bronquial. Son fr. las adenopatías y hepatoesplenomegalia.
- Et.: antiepilépticos, alopurinol, ATB.
- PC:
  - AS: H (leucocitosis), VSG (↑), C, BQ (hipertransaminasemia).
  - ECG.
  - ECO abdominal y Rx de tórax según la clínica.
- **Tto.**:
  - Retirar el fármaco potencialmente implicado.
  - Ingreso en UCI/unidad de quemados.
  - Aislamiento de contacto.
  - Dieta hiperproteica.
  - Fluidoterapia para evitar el *shock* hipovolémico.
  - Evitar ATB sistémicos si no hay sospecha de sobreinfección; en caso contrario, amoxicilina-ácido clavulánico i.v.
  - Analgesia e, incluso, sedación si procede.
  - IBP para evitar la úlcera gástrica por estrés.
  - Profilaxis tromboembólica con HBPM.
  - Fármacos con uso controvertido (no existen ensayos clínicos ni consenso) que podrían ser útiles en fases iniciales: pulsos de GC, IGIV en dosis 1 g/kg al d × 3 d consecutivos (previamente ɖ un déficit de IgA que contral su uso) e inmunosupresores como la CyA y la ciclofosfamida.

Pustulosis exantemática generalizada aguda

- Clínica: múltiples pústulas estériles sobre una base eritematosa, de extensión cefalocaudal y predominio en los pliegues. Pueden verse afectadas las mucosas de forma leve, sobre todo, la oral. Se acompaña de fiebre > 38 °C y adenomegalias.

- Et.: β-lactámicos y macrólidos, terbinafina, antagonistas del calcio y analgésicos.
- PC:
  - AS: H (leucocitosis con neutrofilia, eosinofilia), BQ (↑ de las transaminasas).
  - Biopsia cutánea: en casos dudosos.
- **Tto.**:
  - Buen pronóstico: se resuelve en 10-15 d tras la retirada del fármaco.
  - Tto. sintomático: antihistamínicos por v.o., emolientes.
  - Medidas de soporte: si la descamación es muy extensa.
  - GC sistémicos: no suelen ser necesarios.

S. de hipersensibilidad medicamentosa con eosinofilia y síntomas sistémicos (S. DRESS)

- Clínica: reacción medicamentosa grave que se caracteriza por exantema maculopapular en la cara, el tronco y las extremidades, que aparece entre 1 sem. y 2 meses después de iniciar el medicamento. Se suele acompañar de fiebre en picos (≥ 38 °C), adenopatías y erosiones en las mucosas (labios, genitales, conjuntivas).
- Et.: antiepilépticos aromáticos (fenobarbital, fenitoína, carbamazepina), alopurinol, sulfamidas, cotrimoxazol, minociclina y dapsona.
- PC:
  - AS: H (eosinofilia, leucocitosis, linfocitosis), BQ (↑ Cr, transaminasas y BRB), hormonas tiroideas (hipotiroidismo) y análisis de orina (proteinuria y/o hematuria).
  - Serología del VHH de tipo 6.
  - Rx-TC de tórax (neumonitis intersticial, vasculitis) y ECG-ETT (miocarditis, pericarditis) según la clínica.
  - Biopsia: inespecífica, pero puede ayudar al diagnóstico y d otras enfermedades.
- **Tto.**:
  - Ingreso hospitalario.
  - Retirada del fármaco sospechoso.
  - Si la dermatitis es exfoliativa: cuidados como en el paciente quemado (ambiente cálido, corrección hidroelectrolítica, ingesta calórica correcta, cuidados de la piel para evitar la sobreinfección).
  - Antipiréticos: si hay fiebre.
  - Fármacos con uso controvertido: GC sistémicos (I si hay afectación orgánica en dosis de 0,5-1 mg/kg al d de PD), IGIV (sin claros beneficios).

S. de Stevens-Johnson

- Clínica: forma grave del eritema exudativo multiforme (lesiones «en diana»), que cursa con MEG y afectación de las mucosas.
- Et.: generalmente por *Mycoplasma pneumoniae*, menos fr. por fármacos.
- **Tto.** ≈ al del NET.

VASCULITIS LEUCOCITOCLÁSTICA O POR HIPERSENSIBILIDAD

- Clínica: púrpura palpable en los MMII o zonas declives. Se puede acompañar de ampollas, pústulas o úlceras. Puede asociar fiebre, artritis, neuritis o nefritis (por afectación de vasos no cutáneos).
- Et.: infecciones, fármacos (penicilinas, AINE), EAS, EIIC, neoplasias.
- PC:
  - AS y orina: ɖ afectación renal.
  - Rx de tórax.
  - Biopsia cutánea.
- **Tto.**:
  - Supresión del agente causal si es posible.
  - Reposo absoluto con elevación de los MMII.
  - AINE: siempre que estos no sean los responsables del cuadro.
  - En formas cutáneas graves (lesiones necróticas o ulceradas): PD en dosis de 0,5-1 mg/kg al d, reduciendo la dosis × 4-6 sem.
  - Otros tto. con buenos resultados: colchicina (5 mg/8 h) o dapsona (50-200 mg/d).
  - Si hay recidiva: azatioprina o metotrexato.

URTICARIA

- Urticaria: habones evanescentes (< 24 h) + prurito.
- Dx≠ con:
  - Angioedema: afectación de zonas cutáneas más laxas (labios o párpados) + quemazón en la piel (sin prurito) ± abdomen agudo o edema de glotis.
  - Anafilaxia: reacción de HPS grave con insuficiencia cardiorrespiratoria.
- Et.: infecciones víricas de las VRA, medicamentos (penicilina, AINE, IECA).
- **Tto.**:
  - Identificar y eliminar la causa subyacente.
  - Vigilar la vía aérea.

- Antihistamínicos H1 sistémicos no sedantes de 2ª generación.
- En urticarias más graves, PD en dosis de 0,5 mg/d × 4-5 d, y posterior ↓ progresivo de la dosis × 10-15 d.

- El **angioedema hereditario** no responde a la adrenalina ni a los GC, precisa de icatibant o concentrados de inhibidor de C1.

BIBLIOGRAFÍA

Borregón P, Suárez R. Urgencias en Dermatología. Piel (Barc) 2012;27(10):570-80.

Delgado AM, Bastidas JA. Patología dermatológica: exantemas, urticaria y angioedema. En: Suárez-Pita D, Vargas-Romero JC, Salas Jarque J (eds.). Manual de diagnóstico y terapéutica médica. Hospital Universitario 12 de Octubre. 8ª ed. Madrid: MSD; 2016. p. 251-68.

Ferner RE. Adverse drug reactions in dermatology. Clin Exp Dermatol. 2015;40(2):105-9; quiz 109-10.

Mockenhaupt M. The current understanding of Stevens-Johnson syndrome and toxic epidermal necrolysis. Expert Rev Clin Immunol. 2011;7(6):803-13; quiz 814-5

Rothe MJ, Bialy TL, Grant-Kels JM. Erythroderma. Dermatol Clin. 2000;18(3):405-15.

Suárez-Fernández R, Campos M, Leis VM. Dermatología en urgencias. Guía práctica. 1ª ed. Madrid: Editorial Médica Panamericana; 2012. p. 105-356.

Intoxicaciones

16

A. M.ª Cabezas Lucena, E. Pérez-Cea Ponce y M.ª C. Morales del Águila

PUNTOS CLAVE

- Es importante reconocer los síntomas y signos claves para sospechar un s. tóxico (en negrita en la Tabla 16-1).
- También se debe conocer el manejo de los antídotos y antagonistas que representan el tto. específico de dichos s. (Tabla 16-2).

S. TÓXICOS

Las manifestaciones clínicas, los signos vitales y la et. de los principales s. tóxicos se recogen en la tabla 16-1.

ESTRATEGIA TERAPÉUTICA: A, B, C, D Y E TOXICOLÓGICO

A: Antídotos y antagonistas (Tabla 16-2)

B: Principios básicos de la reanimación: vía aérea, ventilación y circulación

C: Carbón activado

- Método de elección de descontaminación digestiva.
- No tiene I en intoxicación por: sales de litio y de hierro, etanol, metanol etilenglicol, cáusticos (tanto ácidos como básicos).

D: Descontaminación

- Medidas para ↓ la absorción del tóxico, según la puerta de entrada.
- La digestiva suele ser la más puerta de entrada + fr., y el vaciado gástrico puede llevarse a cabo mediante provocación del vómito (ingesta de < 3 h de fármacos no adsorbibles por el carbón activado) o aspiración-lavado orogástrico (coma con IOT, crisis convulsivas o *shock*).

Tabla 16-1. Principales síndromes tóxicos

	Signos vitales	Clínica	Agente causal
Alucinógeno	Hipertensión Taquicardia Taquipnea	**Alucinaciones (visuales)**, diaforesis, desorientación, agitación, ataques de pánico, ↑ del peristaltismo intestinal	LSD, anfetaminas, cocaína, baclofeno, ISRS
Anticolinérgico	Taquicardia Taquipnea **Hipertermia**	**Piel seca**, **rubor** facial, **midriasis**, **delirio**, alucinaciones, ↓ del peristaltismo intestinal, retención urinaria	ADT, antihistamínicos, antiparkinsonianos, antipsicóticos, atropina, amantadina, bromuro de ipratropio, plantas (*Atropa belladona, Datura stramonium, Hyoscyamus niger*)
Colinérgico	**Bradicardia** Taquipnea	**Diaforesis**, **diarrea**, **sialorrea**, **miosis**, visión borrosa, hipotermia, broncoespasmo, broncorrea, confusión, fasciculaciones, parálisis flácida, incontinencia urinaria	Insecticidas organofosforados y carbamatos, armas químicas, pilocarpina, setas (*Amanita muscaria, Inocybe fastigiata*)
Opiáceo	Bradipnea Bradicardia Hipotensión Hipotermia	**Coma**, **miosis**, **depresión respiratoria**	Morfina, codeína, heroína, metadona, pentazocina, petidina, fentanilo, tramadol, dextropropoxifeno, oxicodona
Salicílico		**Sudoración**, **acúfenos**, **AlR precoz** y **AcM tardía**, agitación o letargia	Salicilatos

Sedante-hipnótico	Bradipnea Hipotensión Hipotermia	**Estupor/coma**	BZD, barbitúrico, etanol, monóxido de carbono
Serotoninérgico	Hipertensión Taquicardia Hipertermia	Diaforesis, ↑ del peristaltismo, **temblor** e **hiperreflexia**, **clono**, agitación, midriasis	ISRS, IMAO, triptófano, éxtasis (MDMA), LSD
Simpaticomimético	**Hipertensión** **Taquicardia** Taquipnea **Hipertermia**	Diaforesis, **piloerección**, hiperreflexia, agitación psicomotriz, **midriasis**	Cocaína, anfetaminas, agonistas α- y β-adrenérgicos, ISRS
Tricíclico	Taquicardia Hipotensión Hipertermia	**Midriasis**, coma, convulsiones, prolongación del complejo QRS	ADT

↑: aumento.; ↓: disminución; AcM: acidosis metabólica; ADT: antidepresivos tricíclicos; AlR: alcalosis respiratoria; BZD: benzodiacepinas; IMAO: inhibidores de la monoaminooxidasa; ISRS: inhibidores selectivos de la recaptación de serotonina; LSD: dietilamida del ácido lisérgico (*lysergic acid diethylamide*); MDMA: 3,4-metilendioximetanfetamina.

Tabla 16-2. Principales tóxicos y antídotos específicos

Mecanismo de acción	Agente	Antídoto/antagonista
Antagonismo farmacológico a nivel del receptor	Colinérgicos	Atropina
	Anticolinérgicos de acción central	Fisostigmina
	Anticolinérgicos de acción periférica	Neostigmina
	Dicumarínicos	Vitamina K (fitomenadiona)
	Benzodiazepinas	Flumazenilo
	Opiáceos	Naloxona
	ß-bloqueantes	Glucagón Isoprenalina Milrinona
	ß-adrenérgicos	Propanolol
	Monóxido de carbono	Oxígeno
	Serotoninérgicos	Ciproheptadina
	Isoniazida	Vitamina B_6
Acción competitiva en la vía metabólica (contrarrestan la formación de metabolitos tóxicos o neutralizan al metabolito tóxico)	Metanol, etilenglicol	Etanol
	Paracetamol	N-acetilcisteína
Reducción de metahemoglobina a hemoglobina	Anilinas, nitratos y otros metahemoglobinizantes	Azul de metileno
	Fe, Al	Deferoxamina
	Pb, Hg, As, Bi, Au	Dimercaprol
	Pb, Hg, As	DMSA/DMPS
	Pb, Zn, Cu, Cd	EDTA $Ca^{2+}Na^{2+}$
	Cu, Pb, Hg, Zn, As	Penicilamina
	Cianuro	EDTA Co

Contrarrestan la inhibición enzimática	Metotrexato	Ácido folínico
	Organofosforados	Pralidoxima (obidoxima)
Aporte de sustancia deplecionada	Insulina, ADO	Glucosa
	Oxalatos, Mg, antagonistas del calcio	Gluconato cálcico
Formación de compuesto atóxico (reacción directa antídoto-tóxico)	Heparina	Protamina
	Cianuro	Hidroxicobalamina
Acción inmunofarmacológica	Dabigatrán	Idarucizumab
	Digoxina	Ac antidigoxina
	Mordedura de serpiente	Suero antiofídico
	Toxina botulínica	Suero antibotulínico
Otras acciones	Setas del género *Amanita*	Penicilina, silibinina
	Alcohol	Piridoxina, tiamina

Ac: anticuerpos; ADO: antidiabéticos orales; Al: aluminio; As: arsénico; Au: oro; Bi: bismuto; Cd: cadmio; Cu: cobre; DMPS: ácido 2,3-dimercapto-1-propanosulfónico; DMSA: ácido dimercapto-succínico; EDTA $Ca^{2+}Na^{2+}$: edetato cálcico disódico; EDTA Co: edetato dicobáltico; Hg: mercurio; Mg: magnesio; Pb: plomo; Zn: cinc.

E: Eliminación potenciada del tóxico

- Catárticos: retienen agua y ↑ el peristaltismo intestinal.
- Irrigación total del intestino, mediante SNG.
- O_2 con MR o VM para disolventes y otros productos volátiles.
- Eliminación hepática: la NAC acelera el metabolismo del paracetamol
- Diuresis forzada: ácida, alcalina o neutra según el tóxico.
- Hemodiálisis: intoxicaciones por litio, salicilatos, fenobarbital, etilenglicol y metanol.

ALCOHOL

Intoxicación etílica aguda

- Ctes., colocar al paciente en decúbito lateral, VVP con SG al 5 %.
- Tiamina: 250 mg/d i.m.
- Piridoxina: 300 mg/8 h i.v.

- Si presenta agitación: midazolam i.v.
- Si presenta hipoglucemia: 20 mL i.v. de glucosa hipertónica al 50 %.
- Si presenta deshidratación: sueroterapia según el déficit de agua libre.
- Si presenta AcM: BiC 1 M si el pH es < 7,2.

S. de abstinencia alcohólica

- Tiamina: 250 mg/d i.m. × 3-5 d.
- Si presenta agitación: BZD, clometiazol o tiaprida por v.o.
- Si presenta síntomas adrenérgicos: propanolol o atenolol por v.o.
- Si presenta componente alucinatorio: haloperidol i.v. o i.m.
- Si presenta delirium tremens: 3.000 mL/d alternando SF y SG al 5 %, midazolam y sulfato de magnesio i.v.

COCAÍNA

- Carece de antídoto.
- SOS β-bloqueantes contral.
- Crisis de ansiedad, agitación: midazolam o lorazepam.
- Psicosis tóxica: olanzapina o risperidona.
- Crisis convulsivas: midazolam i.v.
- ACV isquémico: SOS fibrinólisis contral.
- SCA: SOS fibrinólisis contral, excepto si se trata de un IAM sin posibilidad de ACTP.
- HTA: usar de inicio BZD; si es grave, fentolamina o NTG o nitroprusiato sódico.
- Taquiarritmias SV: benzodiazepinas, verapamilo o diltiazem.
- Taquiarritmias V: lidocaína (de elección si hay isquemia miocárdica inducida por cocaína) + BiC sódico.
- Hipertermia: ↑ la dosis de BZD + medidas físicas de enfriamiento.

DIGITÁLICOS

- Clínica: manifestaciones digestivas precoces (anorexia, náuseas, vómitos, dolor abdominal, diarrea) y arritmias ± IC, generalmente, precipitada por IR.
- Digoxinemia: estrecho margen entre la dosis terapéutica (0,8-2 ng/mL) y la tóxica (> 2 ng/mL).
- MG:
  - O_2.
  - SG al 5 % a 21 mL/h.
  - Carbón activado en las primeras 2 h desde la ingesta.

- Corregir la hipo-K. No tratar la hiper-K con Ca, porque se corrige con Ac antidigitálico.
- Tto. de las arritmias:
  - Bradiarritmia sintomática: atropina.
  - Taquiarritmia SV: verapamilo.
  - Taquiarritmia V: fenitoína.
- Ac antidigital:
  - I si hay riesgo vital.
  - Cálculo de la dosis que administrar (1 amp. de 40 mg neutraliza 0,5 mg de digoxina ingerida):
    - nº de amp. = mg ingeridos / 0,5mg × 80 % de biodisponibilidad.
    - nº de amp. = digoxinemia estacionaria (ng/mL) × peso (kg) / 100.
    - Si hay parada cardíaca, se desconoce la cantidad ingerida o la digoxinemia: 10 amp.
  - No medir la digoxinemia tras su administración, porque no discrimina la que está unida y la que no al Ac.

LITIO

- Estrecho margen terapéutico (0,7-1,4 mEq/L a las 12 h de la última dosis).
- Intoxicación leve (1,5-2,5 mEq/L), moderada (2,5-3,5 mEq/L), grave (> 3,5 mEq/L).
- Clínica: primero, manifestaciones digestivas (vómitos, diarrea); después, neurológicas (temblor grueso de manos, distonía, disartria, ataxia, acúfenos, hipertonía muscular, mioclonías); y cardiovasculares si es grave (bloqueos, arritmias V, hipotensión y asistolia).
- La hemodiálisis es el tto. de elección.

PARACETAMOL

Introducción

- Clínica: inicialmente, náuseas y vómitos; posteriormente, síntomas y signos de hepatotoxicidad, que alcanzan su máx. intensidad a las 72-96 h tras la ingesta (ictericia, ↑ de las transaminasas, trastornos de la C).
- Nomograma de Rumack-Matthew: estima la probabilidad de lesión hepática y, por lo tanto, la I o no de NAC, según la concentración plasmática y el tiempo desde la ingesta tóxica si esta ha sido única (Tabla 16-3).

Pautas de actuación

- **Paciente atendido a las 0-16 h posingesta**:
  - Si la dosis afirmada o calculada es tóxica o no puede averiguarse con fiabilidad: solicitar los niveles de paracetamol esperando a las 4 h

Tabla 16-3. Indicación de N-acetilcisteína

Horas tras la ingesta	Indicar N-acetilcisteína si la concentración plasmática (μg/mL) de paracetamol es:
4	> 150
6	> 100
8	> 80
10	> 50
12	> 30
14	> 20
16	> 10
18	> 7
20	> 6
22	> 5
24	> 4

posingesta. Si el intervalo asistencial es > 8 h o el resultado analítico no está disponible antes de las 8 h posingesta, I de NAC. Si el resultado analítico está por debajo de la línea de riesgo, suspender la NAC.
- Si la dosis afirmada o calculada es subtóxica: no se requieren medidas adicionales.

- **Paciente atendido a las 16-24 h posingesta**:
  - A menos que la dosis ingerida sea claramente atóxica, I de NAC y solicitar niveles de paracetamol. Actuar en función del nomograma.
  - Transaminasas ↑: I de NAC.
- **Paciente atendido > 24 h posingesta o intervalo desconocido**:
  - Si la dosis afirmada o calculada es subtóxica: alta desde el punto de vista toxicológico.
  - Si la dosis afirmada o calculada es tóxica o no puede definirse:
    - Transaminasas ↑: I de NAC.
    - Transaminasas N y niveles de paracetamol detectables: es prudente I NAC (sobre todo, si los niveles son > 10 μg/mL).
    - Transaminasas N y paracetamol indetectable: alta desde el punto de vista toxicológico.

Administración de NAC

- NAC por v.o.:
  - Dosis inicial: 150 mg/kg diluidos en zumo de frutas.

- Dosis posteriores: 70 mg/kg cada 4 h × 17 dosis.
- NAC i.v. (> 40 kg de peso corporal): si existe embarazo, IH o vómitos importantes.
  - 1ª perfusión: 150 mg/kg en 200 mL de SG al 5 % en 1 h.
  - 2ª perfusión: 50 mg/kg en 500 mL de SG al 5 % en 4 h.
  - 3ª perfusión: 100 mg/kg en 1000 mL de SG al 5 % en 16 h.
  - Total de la dosis recibida: 300 mg/kg × 21 h. Umbral máximo de peso para el cálculo de la dosis: 110 kg.
- Mantener el tto. hasta niveles indetectables del fármaco con descenso significativo de las transaminasas y TP o INR.

BIBLIOGRAFÍA

Bibiano-Guillén C. Manual de urgencias. 3ª ed. Madrid: Grupo Saned; 2018.

Fundación Española de Toxicología Clínica (FETOC). Disponible en: http://fetoc.es/.

Jiménez-Murillo L, Montero-Pérez FJ. Medicina de urgencias y emergencias. Guía diagnóstica y protocolos de actuación. 6ª ed. Madrid: Elsevier; 2018.

Levine MD. General approach to drug poisoning in adults. [Internet]. UpToDate. 2020. Disponible en: https://www.uptodate.com/contents/general-approach-to-drug-poisoning-in-adults

Sánchez-Morla A. Valdeolivas-Hidalgo N, Jorge-Huerta L. Intoxicaciones. En: Suárez-Pita D, Vargas-Romero JC, Salas Jarque J (eds.). Manual de diagnóstico y terapéutica médica. 8ª ed. Madrid. MSD; 2017. p. 1565-600.

Oncología

17

I. Ureña Garnica, J. Godoy Navarrete y R. Redondo Rodríguez

PUNTOS CLAVE

- Los paciente oncológicos presentan un amplio abanico de complicaciones relacionadas con su enfermedad y tto., que requieren un abordaje multidisciplinario en constante actualización.
- El control del dolor es una prioridad para la mejora de la calidad de vida de dichos pacientes.
- La sedación paliativa persigue aliviar el sufrimiento y, en la historia clínica, deben recogerse los motivos y los participantes, así como el consentimiento informado.

CISTITIS HEMORRÁGICA

- S. caracterizado por inflamación de la mucosa vesical, + fr. por ciclofosfamida, ifosfamida y trifosfamida.
- Clínica: s. miccional + microhematuria o macrohematuria.
- **Tto.**:
  - GS: 3.000 mL/d.
  - Mesna profiláctica en dosis de 0,2 × dosis de QT (mg), 1 h antes de la QT y a las 4 y 8 h después de esta. P. ej.: si el paciente recibe 2 g de ciclofosfamida, debería recibir 400 mg de mesna 1 h antes y a las 4 y 8 h después de la ciclofosfamida.
  - Espasmolítico: flavoxato en dosis de 200 mg/8 h por v.o.
  - Alcalinización de la orina: bicarbonato sódico 1 M en dosis de 100 mEq (100 mL)/8 h diluido en GS i.v., para mantener el pH ≥ 7,5.
  - Obstrucción por coágulos: sonda de tres vías e irrigación vesical con suero.
  - Si la hemorragia es persistente:
    - Cistoscopia con electrocoagulación del punto sangrante.
    - Instilación vesical de formalina.

DIARREA POSQUIMIOTERAPIA

- Suele ser acuosa (4-6 deposiciones/d), sin productos patológicos, con dolor abdominal cólico y sin fiebre.
- + fr. por 5-fluorouracilo e irinotecán.
- Puede ser temprana (< 24 h) o tardía (al 3° o 4° d de iniciar la QT).
- Ingreso: si hay deshidratación, T-he, inestabilidad hemodinámica o neutropenia < 500/µL.
- **Tto.**:
  - Leves:
    - Sol. hidroelectrolítica con glucosa y BiC, 1 sobre diluido en 1 L de agua cada 8 h las primeras 24 h.
    - Sol. isotónicas de tipo Isostar® o Aquarius®.
  - Si no mejora, añadir loperamida en dosis inicial de 4 mg, seguida de 2 mg tras cada deposición, un máx. de 16 mg/d.
  - Si hay diarrea por irinotecán, añadir atropina en dosis de 1 mg s.c.

DOLOR ONCOLÓGICO

- Ingreso: dolor no controlado, toxicidad por analgésicos.
- Valorar:
  - Características del dolor, EF, síntomas acompañantes y estado emocional.
  - Fisiopatología: somático, visceral, neuropático.
  - Evolución temporal: basal, agudo, crónico, irruptivo (incidental, espontáneo).
- Iniciar el tto. según la intensidad (EVA), continuar con una pauta escalonada, evitar el tto. a demanda, añadir coadyuvantes, no asociar fármacos del 2.° y 3.er escalón, valorar dosis bioequivalentes de opioides para el cambio o rotación de unos a otros (Tabla 17-1).
- **1.er escalón. Analgésicos no opioides ± coadyuvante (EVA: 1-3)**:
  - AAS: 500-1000 mg/6 h por v.o. Eficaz en las MTS óseas; evitar si hay una úlcera gastroduodenal.
  - Paracetamol: 1 g/6 h por v.o. o i.v.
  - Metamizol magnésico: 575 mg/6 h por v.o.; 2 g/6 h i.m. o i.v. Eficaz en el dolor visceral, propiedades espasmolíticas.
  - AINE: eficaces en las MTS óseas; nunca utilizar 2 AINE juntos.
- **2.° escalón. Añadir opioides débiles (EVA: 4-7, o dolor no controlado con el 1.er escalón)**:
  - Codeína: 30 mg/6 h, un máx. de 240 mg/d.
  - Paracetamol-codeína: 650 mg/30 mg hasta 1 comp./6 h o 1 sup./8 h.
  - Dihidrocodeína: 5 mL de jarabe/8 h o 30 got. de sol./8 h, un máx. de 30 mg/d.

Tabla 17-1. Equivalencia de los opioides

Morfina mg/d por v.o.	30	40	60	80	120	160	180	240	360	480
Morfina mg/d parenteral	10		20		40		60	80	120	120
Tramadol mg/d por v.o.		200		400						
Tapentadol mg/d por v.o.		100		200	300	400				
Oxicodona mg/d por v.o.	15	20	30	40	60	80	90	120	180	240
Fentanilo µg/h t.d.	12		25		50	75		100	150	200
Hidromorfona mg/d por v.o.	4		8		16		24	32	48	64
Buprenorfina µg/h t.d.			35	52,5	70					

µg: microgramo; d: día; h: hora; t.d.: transdérmico; v.o.: vía oral.

- Tramadol (comp. de 50 mg, amp. de 100 mg): 50-100 mg/8 h por v.o., 100 mg/8 h i.v., o en perfusión i.v. continua de 12-24 mg/h (3 amp. en 500 mL de SG al 5 %, a 7-14 got./min); máx. de 400 mg/d. No produce depresión respiratoria ni dependencia.
- Paracetamol-tramadol (comp. de 325 mg/37,5 mg y de 650 mg/75 mg): hasta 650 mg/75 mg/6 h.

- **3.er escalón. Añadir opioides mayores en lugar de débiles al 1.er escalón (EVA: 8-9)**:
  - **Morfina**:
    - Morfina de liberación inmediata:
      - Dosis inicial: 5-10 mg/4 h, y 10 mg de rescate cada vez que lo demande el paciente.
      - Dosis al día siguiente: Σ de dosis del día previo repartida cada 4 h (reservar el doble de la dosis antes de dormir para facilitar el descanso nocturno).
      - Dosis de rescate: $^1/_3$ del total de morfina de liberación controlada.
    - Morfina de liberación controlada (mantenimiento):
      - Dosis inicial de 10 mg/12 h, con ↑ diario de la dosis de un 50-100 %, hasta llegar a una dosis sin dolor.

- Si el paciente tiene disfagia o SNG, usar comp. de liberación normal, que sí se disgregan o cap. retard, que pueden abrirse y mezclarse, porque los comp. de liberación prolongada no puede partirse.
- Cloruro mórfico: SOS con depresión respiratoria. Antídoto: naloxona.
  - 5-20 mg/4 h s.c. o i.m.
  - Perfusión i.v.:
    - Dosis inicial de 2 mg/min: diluir 1 amp. de 10 mg en 9 mL de SF (1 mg/mL) y administrar a 2 mL/min i.v., hasta que desaparezca el dolor o hasta una dosis máx. total de 10 mg.
    - Mantenimiento de 40 μg/min (diluir 4 amp. en 250 mL de SG al 5 %; 1 got. = 8 μg): 5 got/min (15 mL/h).

– **Buprenorfina**: no administrar junto a morfina por el efecto agonista-antagonista de esta (12-24 h entre la administración de ambos fármacos).
- 0,2-0,4 mg/6-8 h s.l.
- 0,3-0,6 mg/6-8 h i.m. o i.v. lento.
- ½-1 parche de 35 μg/h cada 3 d, con sucesivos ↑ de la dosis si se precisa.

– **Fentanilo**: de mayor potencia que la morfina.
- t.d.: si el dolor es estable.
  - Dosis inicial: según la dosis diaria que precisaba el paciente de opioide previo por v.o. o parenteral. En sujetos en los que es el 1.er opioide, iniciar con 12-25 μg/72 h. Administrar morfina de liberación inmediata en dosis de 10 mg/4 h por v.o. hasta que el parche sea eficaz.
  - Subida de la dosis: ↑ de 12-25 μg/h cada 6 d.
- t.m.: si el dolor es irruptivo.
  - t.m.o.: dosis inicial de 200 μg y, si se precisa, repetir a los 30 min; si es eficaz, esa es la dosis del paciente para el dolor irruptivo (máx. cada 6 h) y, si no es eficaz, subir a la siguiente dosis actuando de igual manera.
  - t.m.n.: iniciar con 1 pulverización de 100 μg y valorar la respuesta en 4 h; si es eficaz, esa es la dosis del paciente para el dolor irruptivo (máx. cada 6 h) y, si no es eficaz, escalar a la siguiente dosis actuando de igual manera.
- Parenteral (amp. de 3 mL con 150 μg):
  - Bolo: en dosis de 50-100 μg (1-2 mL) i.v., repetir cada 2-3 min hasta conseguir el efecto deseado.

- Perfusión i.v. a 30 μg/h: diluir 5 ampollas (750 μg) en 250 mL de SF y perfundir a 10 mL/h.

– **Hidromorfona**: 4-8 mg/d, con ↑ posterior cada 4 d si se precisa.
– **Meperidina o petidina**: potencia ≈ al tramadol, preferiblemente, en dosis aisladas para evitar la agitación y las convulsiones.
  - 25-100 mg/4 h s.c. o i.m.
  - 25-50 mg/4 h i.v. lenta (1 amp. en 100 mL de SF, en 20 min).
– **Oxicodona**: eficaz en el dolor neuropático.
  - Dosis inicial de 5 mg/4 h o 10 mg *retard*/12 h, con posterior ↑ del 25-50 % de la dosis, hasta un máx. de 400 mg/d.
  - Oxicodona-naloxona (menos estreñimiento): dosis inicial de 5/2,5 mg/12 h, hasta un máx. de 40/20 mg/12 h.
– **Tapentadol**: eficaz en el dolor neuropático, con menos eventos adversos (puede administrarse en la IH y la IR leve-moderada) e interacciones (pero evitar con IMAO por riesgo de crisis HTA).
  - 50 mg/6-8 h hasta un máx. de 600 mg/d, 25 mg *retard*/12 h y ↑ 25-50 mg cada 3 d según la tolerancia hasta un máx. de 250 mg/12 h.

- **4.º escalón. Añadir técnicas invasivas (EVA 10).**
- **Medicación coadyuvante: asociar en cualquier escalón.**

– **Antidepresivos**: de elección, amitriptilina de 25 mg en dosis única nocturna (máx. de 75 mg), eficaz en el dolor neuropático.
– **Antiepilépticos**:
  - Carbamazepina: 100 mg/12 h por v.o., hasta un máx. de 400 mg/8 h.
  - Fenitoína: 100 mg/8 h por v.o., hasta un máx. de 200 mg/8 h.
  - Gabapentina: 300 mg/d el 1.er d, 300 mg/12 h el 2.º d, 300 mg/8 h a partir del 3.er d, hasta un máx. de 3.600/d.
  - Pregabalina: 25 mg/12 h, hasta un máx. de 300 mg/12 h.
– **Antiespasmódicos**:
  - Baclofeno: 10 mg/8 h por v.o.
  - Octreotida: 100 μg/8 h s.c. si hay obstrucción intestinal intratable.
– **Antihistamínicos**: de elección, hidroxizina en dosis de 25 mg/6 h por v.o.
– **Benzodiacepinas**.
– **GC**:
  - MPD: 40 mg/d por v.o. o i.m., hasta un máx. de 250 mg/d, en ciclos de 5-10 d.
  - Dexametasona: 8 mg/d por v.o. o i.m., hasta un máx. de 48 mg/d, en ciclos de 7-10 d.
– **Neurolépticos**.

EMESIS POSQUIMIOTERAPIA

- Clasificación:
  - Aguda: en las primeras 24 h.
  - Retardada: a partir del 2º d.
  - Anticipatoria: antes del siguiente ciclo, por un control inadecuado en los ciclos previos.
  - Irruptiva: a pesar del tto. preventivo, precisa medicación de rescate.
  - Refractaria: se desencadena en varios ciclos, pese a la medicación preventiva y de rescate.
- Dx≠: oclusión o suboclusión intestinal, otros fármacos, tóxicos, alteraciones metabólicas, MTS cerebrales, HTIC, etc.
- Ingreso si es incoercible o hay un T-he.
- **Tto. de rescate** (añadir un fármaco de ≠ clase a los que se utilizaron en la profilaxis):
  - Antidopaminérgicos:
    - Metoclopramida en dosis de 10 mg/8 h por v.o. o i.v. y, en pacientes refractarios, hasta 100 mg/8 h i.v.
    - Haloperidol: 5 mg i.v. o i.m.
  - Antagonistas de la serotonina: ineficaces en la emesis retardada.
    - Ondansetrón: 8 mg/12 h v.o. o i.v.
    - Granisetrón: 1-3 mg/8 h i.v. o 1 mg/12 h por v.o.
  - GC: dexametasona en dosis de 12 mg/d i.v. o por v.o.
  - Neurolépticos atípicos: olanzapina en dosis de 10 mg/d por v.o. × 3 d.
- Considerar subir la pauta profiláctica a una de mayor riesgo antes de la próxima dosis de QT, e indicar lorazepam de 1 mg s.l. desde la noche previa si hay emesis anticipatoria.

MUCOSITIS

- Reacción inflamatoria de la mucosa del tracto gastrointestinal, sobre todo, de la cavidad oral, secundaria a QT o RT.
- Clínica: dolor urente, eritema que puede evolucionar a úlceras difusas con dolor intenso e incapacidad para la deglución, con sobreinfección.
- PC: ɖ neutropenia, cultivo del exudado.
- **Tto.**:
  - Ingreso: si impide la ingesta oral, hay mal control del dolor o neutropenia grave.
  - MG: higiene bucal meticulosa, hidratación abundante, dieta adecuada (blanda, sin especias, no saladas o ácidas ni calientes).

- Nutrición:
  - Casos leves: valorar complejos hiperproteicos.
  - Odinofagia intensa: parenteral.
- Analgésicos:
  - Casos leves: enjuagues con sol. tópica de lidocaína y preparados de película protectora.
  - Graves: analgesia sistémica.

- **Infecciones concomitantes**:
  - Fúngicas:
    - Candidiasis oral: nistatina tópica (susp. de 100.000 UI/mL) en dosis de 2,5-5 mL/6-12 h, 5-10 mL/6 h si es intestinal.
    - Candidiasis grave (esofágica o neutropenia febril):
      - Fluconazol: dosis de carga el 1.er d de 200-400 mg/d; luego, 100-200 mg/d por v.o.
      - Posaconazol: dosis de carga el 1.er d de 300 mg/12 h; luego, 300 mg/d; si es en susp. por v.o., 200 mg (5 mL)/d el 1.er d, luego, 100 mg (2,5 mL)/d × 13 d.
      - Profilaxis con posaconazol en pacientes de alto riesgo: leucemia mieloide aguda, QT en altas dosis, neutropenia prevista de más de 14 d.
  - Víricas:
    - VHS o VVZ: aciclovir, famciclovir o valaciclovir.
    - Profilaxis con aciclovir en pacientes de alto riesgo: leucemia mieloide aguda, QT en altas dosis, tto. con bortezomib.
  - Bacterianas:
    - ATB con cobertura de anaerobios: amoxicilina-ácido clavulánico, clindamicina, moxifloxacino.
    - Si hay neutropenia febril: considerar asociar un glucopéptido, daptomicina o linezolid (si hay antecedentes de aislamiento de *Streptococcus viridans* resistentes a la penicilina).

SEDACIÓN PALIATIVA

- Registro en la historia clínica:
  - Diagnóstico de enfermedad terminal, síntoma refractario, indicación de sedación.
  - Consentimiento informado, haciendo constar si es explícito o delegado.
- MG:
  - Retirada de todos los sueros.
  - Suspensión de los fármacos que se requieran.
  - Sondaje urinario. Retirar SNG.

  - Humedecer la boca. Aplicar vaselina en los labios. Realizar limpieza dental.
  - Administrar paracetamol si hay fiebre.
- Objetivo: lograr un grado 2-3 de sedación (escala de Ramsay).
  - 1: agitado, ansioso.
  - 2: tranquilo, orientado y colaborador.
  - 3: respuesta a estímulos verbales.
  - 4: breves respuestas a la luz y al sonido.
  - 5: respuesta solo a estímulos dolorosos.
  - 6: no hay respuesta.
- Perfusión i.v.:
  - Butilbromuro de escopolamina: 20-40 mg i.v. lenta, hasta un máx. de 100 mg/d.
  - Midazolam: 0,1 mg/kg i.v. lenta, luego perfusión i.v. continua en dosis de 0,03-0,1 mg/kg por h.
  - Cloruro mórfico:
    - Perfusión i.v. continua en dosis de 1-10 mg/h diluyendo 40 mg en 500 mL de SG al 5 % a 4 got./min (12 mL/min), hasta un máx. de 80 mg/h.
    - ↑ máx. el 50 % de la dosis previa por d.
    - Si tomaba previamente mórficos, conocer su equivalencia con cloruro mórfico, según la dosis y la vía de administración (desde la v.o. a la rectal igual dosis, a s.c. mitad de dosis, a i.v. un tercio de la dosis).
      - P. ej., si el paciente toma 480 mg de morfina por v.o., el paso a i.v. serían 160 mg ($^1/_3$ de la dosis por v.o.) y, si persiste el dolor, aumentar a 240 mg al día siguiente (↑ 50 % de la dosis).
- Ejemplo de sedación inicial: 20-30 mg de cloruro mórfico + 15-30 mg de midazolam + 40 mg de butilbromuro de escopolamina, en 500 mL de SF a pasar en 24 h. Así podría pasarse a s.c. si se pierde la vía.
- Medicación de rescate s.c.:
  - Si hay agitación: 5 mg de midazolam.
  - Si hay dolor o disnea: 5 mg de cloruro mórfico.

S. DE LA VENA CAVA SUPERIOR

- Expresión clínica de la obstrucción del retorno venoso a través de la vena cava superior. En la mayoría de las ocasiones, de origen neoplásico, y por compresión extrínseca.
- Clínica insidiosa: disnea que empeora tanto con el decúbito como con la inclinación hacia delante del tronco, edema «en esclavina», IY, circulación colateral, cefalea, disfagia, disfonía. Grave: estridor laríngeo, coma.

- PC: AS con C, GA, Rx de tórax, TC de tórax.
- **Tto.**:
  - MG: cabecero a 45°, O_2 según la GA, dieta hiposódica, VVP en los MMII.
  - Furosemida: 20 mg/8 h i.v.
  - Dexametasona: 16 mg i.v. y, luego, 8 mg/12 h i.v. Uso controvertido, mejor en neoplasias respondedoras (linfomas) y si van a recibir RT, sobre todo, si hay edema laríngeo.
  - HBPM si hay trombosis asociada al catéter, con retirada de este.
  - *Stent* endovascular: de elección en casos graves por el inmediato alivio sintomático.
  - o QT/RT según el tumor.

S. DE COMPRESIÓN MEDULAR

- Generalmente por invasión directa del espacio epidural por MTS.
- Localización: columna dorsal (60-70 %), lumbosacra (20-30 %) y cervical (10 %).
- Clínica: el dolor de espalda, muy intenso y progresivo, suele ser el síntoma inicial. Posteriormente, aparecen debilidad muscular, alteraciones sensitivas y vegetativas (incontinencia urinaria y rectal, así como retención urinaria, son signos tardíos y de mal pronóstico).
- PC: de elección, RM con gadolinio.
- **Tto. urgente**:
  - MG: reposo, sondaje vesical si se precisa, prevención del estreñimiento, analgesia.
  - HBPM en dosis profilácticas.
  - Dexametasona: 16 mg en bolo i.v. y continuar con 4 mg/6 h i.v. hasta la estabilización neurológica, reduciéndose entonces $^1/_3$ de la dosis cada 3-4 d para luego pasar a la v.o.
  - RT: lo más precoz posible, de elección en pacientes no candidatos a IQ.
  - IQ: existen indicaciones específicas (HIC a neurocirugía), se recomienda en las primeras 24 h, seguida de RT a las 2 sem.
  - QT: si el tumor es quimiosensible.

S. DE LISIS TUMORAL

- Generalmente, a las 12-72 h de la QT en tumores de alto grado o rápido crecimiento (+ fr. hematológicos), por destrucción masiva de cél. y liberación de su contenido al torrente circulatorio.

- Clínica inespecífica: náuseas, vómitos, bajo nivel consciencia, convulsiones, arritmias, oligoanuria e IRA.
- PC: hiperuricemia, hiper-P, hiper-K e hipo-Ca secundaria.
- **Tto.**:
  - ECG, PVC, diuresis, monitorización de la función renal e iones.
  - Actualmente no se aconseja alcalinizar la orina.
  - GS: 3 L/m^2 al d para mantener la diuresis > 100 mL/h.
  - Furosemida: 20 mg/8 h i.v. si hay IR o ↑ de la PVC.
  - Alopurinol: 300 mg/d por v.o. × 7 d (ajustar la dosis si hay IR, 6-mercaptopurina, metotrexato); si hay uricemia > 7,5 mg/dL, es de elección la rasburicasa en dosis de 0,2 mg/kg al d i.v. × 5-7 d (contraI en el déficit de G6PDH), sola o en combinación con alopurinol.
  - Tratar los T-he.
  - Considerar la diálisis si persisten los criterios de gravedad.

BIBLIOGRAFÍA

Jiménez-Murillo L, Montero-Pérez FJ. Medicina de urgencias y emergencias. Guía diagnóstica y protocolos de actuación. 6ª ed. Madrid: Elsevier; 2018.

Pernía A, Torres LM. Tratamiento del dolor oncológico terminal intenso. Rev Soc Esp Dolor. 2008;15(5).

Suárez-Pita D, Vargas-Romero JC, Salas Jarque J (eds.). Hospital Universitario 12 de Octubre. Manual de diagnóstico y terapéutica médica. 8ª ed. Madrid: MSD; 2016.

Vázquez-Lima MJ, Casal Codesido JR. Guía de actuación en urgencias. 4ª ed. Madrid: Editorial Médica Panamericana; 2012.

Otorrinolaringología

18

A. Nieto González, M.ª C. Ordóñez Cañizares y M.ª V. Irigoyen Oyarzabal

PUNTOS CLAVE

- Asegurar la vía aérea es una prioridad en numerosas enfermedades ORL que constituyen una verdadera emergencia médica.
- La anamnesis y EF permiten diferenciar el vértigo periférico del central.

ANAFILAXIA

- Reacción de HPS grave con insuficiencia cardiorrespiratoria.
- Objetivo terapéutico **AAC**: eliminar **a**ntígeno, **a**drenalina y **c**orticoides.
- La prioridad es asegurar la vía aérea (edema de glotis):
  - IOT si se precisa: si no es posible, cricotiroidotomía o punción cricotiroidea.
  - MR al 100 % o, en su defecto, VK al 50 %.
  - Posición de Trendelenburg.
- **Tto.**:
  - PICC: SF con cargas de 300 mL en 20 min; añadir dopamina si se precisa.
  - Adrenalina (amp. de 1 mg):
    - Inicial:
      - $^{1}/_{3}$ amp. (0,3 mg) s.c. o i.m. cada 20 min, hasta tres veces.
      - 1 amp. en 9 mL de SF y administrar 3 mL (0,3 mg) i.v. cada 10 min, hasta un máx. de 3 veces.
    - Si no hay respuesta, iniciar perfusión i.v. de 3 amp. en 250 mL de SG al 5 % a 5 mL/h, para, posteriormente, ir subiendo la dosis de 5 en 5 mL cada 5 min si se precisa, hasta un máx. de 50 mL/h.
  - Glucagón (amp. de 1 mg): en pacientes en tto. con β-bloqueantes o contral para adrenalina.
    - Inicial: 5-10 mg en bolo.
    - Luego perfusión de 4 mg/h (20 mg en 250 mL de SG al 5 % a 16 got/min = 48 mL/h).

- Dexclorfeniramina: 5 mg/6 h i.v.
- Ranitidina: 50 mg/8 h i.v.
- Si hay broncoespasmos:
  - Salbutamol: 5 mg (1 mL) en 4 mL de SF inh./6 h ± bromuro de ipratropio 1 mL de sol. de 500 μg en 3 mL de SF inh./6 h.
  - Si no existe mejoría, valorar teofilina en dosis de 1 amp. de 200 mg en 100 mL de SG al 5 % a pasar en 20-30 min.
- MPD: 125 mg en bolo y, luego, 40 mg/6 h i.v.

EPISTAXIS

- Hemorragia originada en las fosas nasales, que se visualiza a través del vestíbulo nasal (anterior) o en la pared posterior de la faringe (posterior).
- Et. (Tabla 18-1).
- Localización:
  - Anterior (90 %): plexo de Kiesselbach (región anteroinferior septal).
  - Posterior (7 %): plexo de Woodruff (anastomosis de la arteria esfenopalatina y faríngea posterior).
  - Superior (3 %): arterias etmoidales anteriores y posteriores.
  - Difusa.

Tabla 18-1. Causas de epistaxis

Locales	Sistémicas
Idiopática	Coagulopatías
Desecación mucosa	Medicamentosa
Xerostomía nasal (drogas, medicamentosa)	Hepatopatía
Ambiente seco	Trombocitopenia
Traumatismo	Hemofilia
Externo	Desecación mucosa
Interno (digital)	S. de Sjögren
Neoplasia	HTA
Angiofibroma juvenil	S. de Rendu-Osler-Weber
Papiloma invertido	Patología inflamatoria sistémica
Carcinoma	Granulomatosis con poliangitis
Cuerpo extraño	Sarcoidosis
Inflamación crónica	Granulomatosis eosinofílica con poliangitis
Infecciones	
Perforación septal	
Rinitis atrófica	

HTA: hipertensión arterial; S: síndrome.

- Dx:
  - Ctes. vitales: TA, FC, FR, Tª, nivel de consciencia.
  - Cuantía del sangrado, duración, fosa sangrante (derecha, izquierda).
  - Confirmar epistaxis: ɖ sangrado oral, hematemesis, hemoptisis.
  - AS: H, C y BQ.
- **Hemodinámicamente estable**:
  - Posición de sedestación + cabeza inclinada adelante + boca abierta.
  - Compresión bilateral del tabique anterior × 10-15 min (comprimir digitalmente los cartílagos alares) + frío en la raíz nasal (opcional) + vasoconstrictores locales (impregnar una venda de algodón con adrenalina 1/1.000) + anestésico tópico (impregnar una venda de algodón con tetracaína al 1 % o lidocaína) + tto. de la HTA (captopril: 6,25-12,5 mg por v.o. o s.l.).
  - Si cede (SOS explorar orofaringe con un depresor para confirmar que se ha cohibido la hemorragia y ɖ sangrado posterior), rinoscopia anterior y limpiar los coágulos retenidos en las fosas nasales.
  - Si no cede:
    - Taponamiento anterior unilateral (con materiales reabsorbibles o no): agentes hemostáticos reabsorbibles, gasas vaselinadas, esponjas autoexpansibles o dispositivos de neumotaponamiento 48-72 h.
    - MG: analgesia por v.o. (paracetamol o metamizol), control estricto de la TA, dieta blanda y fría, elevar el cabecero al dormir, reposo relativo, evitar esfuerzos.
    - Si precisa > 4 d de taponamiento nasal (suele ser en los taponamientos posteriores, realizados por ORL, procedimiento doloroso y mal tolerado), indicar amoxicilina-ácido clavulánico.
  - Si no cede:
    - Rinoscopia anterior, para explorar y limpiar los coágulos retenidos en las fosas nasales, así como identificar el origen del sangrado.
    - Si se localiza el punto sangrante, cauterización eléctrica o con nitrato de plata bajo anestesia local (SOS no cauterizar el tabique bilateralmente por el riesgo de perforación) ± taponamiento anterior unilateral o bilateral.
    - Si persiste la epistaxis, es recidivante o anemizante, avisar a ORL para el taponamiento posterior o cirugía endoscópica o embolización.
- **Hemodinámicamente inestable**:
  - VVP con cargas de SF + AS + pruebas cruzadas y reservar 2 U de CH.
  - HIC a ORL para la identificación del origen del sangrado y el tto. específico.

ESTRIDOR

- Sonido respiratorio agudo resultante del paso turbulento del aire por una vía aérea estrechada u obstruida:
  - Inspiratorio: lesión supraglótica.
  - Espiratorio: tráquea baja y/o bronquios.
  - Bifásico: lesión subglótica y traqueal alta.
- No debe confundirse con:
  - Estertor: ruido procedente de los bronquios.
  - Disfonía: típica de las laringitis crónicas, con sensación de CE > 3 sem. de duración. Et. múltiple: tabaco, alcohol, ERGE, IRe nasal, mal uso vocal, inhalación de irritantes, amiloidosis y sarcoidosis, agentes infecciosos. SOS neoplasias laríngeas (sobre todo, en fumadores y bebedores).
- MG:
  - Reposo y soporte vital básico/avanzado.
  - Mantener la vía aérea permeable: hiperextensión del cuello.
  - O_2 a alto flujo, humidificación.
  - Monitorizar la FR, tiraje o cianosis.
- Laringitis aguda vírica:
  - La más común. Clínica catarral (rinitis, tos, febrícula, disfonía, disnea, tos irritativa). EF: eritema de cuerdas vocales y edema glótico o subglótico.
  - Tto. sintomático: reposo relativo de la voz, AINE, analgésicos, mucolíticos y PD en dosis de 1 mg/kg al d en profesionales de la voz en pauta corta.
- Laringitis aguda bacteriana:
  - Clínica: paciente sentado, inclinado hacia delante, con la boca abierta y la cabeza extendida, protrusión de lengua, con odinodisfagia, voz «en patata caliente», disnea y estridor inspiratorio variables → babeo, jadeo e intolerancia al decúbito. Pueden existir secreciones faríngeas y, a veces, fiebre.
  - Dx≠ con:
    - Otras causas infecciosas: crup o laringotraqueítis (urgencia pediátrica que responde al tto. precoz humidificador y corticoideo), abscesos de espacios profundos del cuello (absceso retrofaríngeo, angina de Ludwig, absceso periamigdalino), difteria laríngea, uvulitis (generalmente, de et. estreptocócica).
    - No infecciosas: edema angioneurótico, obstrucción por CE.
  - PC (ingreso por ORL):
    - Rx lateral cervical de tejidos blandos.
    - Laringoscopia: inspección indirecta en adultos con estabilidad clínica (contral en la población pediátrica), con medios que permitan la intubación en caso necesario.

    - AS: PCR, PCT.
    - GA si la $SatO_2$ es baja.
    - TC de cuello: si se sospecha de absceso epiglótico, por dificultad de extubación más allá de 2-3 d.
  - Tto.:
    - Asegurar la vía aérea: IOT si se precisa, y si fracasa la cricotirotomía/traqueotomía.
    - O_2 humidificado.
    - Hidratación i.v.
    - Dexametasona en dosis de 4 mg/6 h i.v., hasta que sea posible la extubación.
    - Ceftriaxona en dosis de 2 g/d + clindamicina en dosis de 600 mg/8 h i.v. × 7-10 d.
- Laringitis aguda fúngica:
  - Generalmente por *Candida* spp. Clínica de disfagia y disfonía. EF: eritema faríngeo difuso, exudados blanquecinos irregulares friables.
  - Tto.: nistatina tópica en dosis de 2,5-5 mL/6-12 h × 7 d + fluconazol en dosis de 200-400 mg/d por v.o. o i.v. × 7-21 d si hay afectación laríngea avanzada.
- CE laríngeo:
  - ɖ CE, sobre todo, si hay estridor espiratorio brusco de localización unilateral pulmonar. Cuadro asfíctico agudo, disnea, tos, cianosis, disfonía por anclaje del CE en la glotis.
  - Dejar que el paciente consciente se coloque en la posición en que mejor ventile y extraer el CE mediante broncoscopia. IOT si se precisa.
- Tapón mucoso en portador de cánula traqueal: instilar got. de SF y aspirar; si no se resuelve, retirar la cánula y extraer el tapón mucoso con pinzas.
- Traumatismo laríngeo: ɖ enfisema subcutáneo (hacer siempre Rx), mantener la vía aérea abierta mediante IOT o cricotraqueotomía.

PARÁLISIS FACIAL PERIFÉRICA IDIOPÁTICA

- Clínica: pérdida brusca de la movilidad de los músculos de la mitad de la cara con desviación de la comisura labial hacia el lado sano ± otalgia, hiperacusia, otorrea, acúfenos, parestesias de la hemicara afectada, sabor metálico, malestar ocular. EF: dificultad para subir y bajar las cejas, parpadear o cerrar el ojo afectado y silbar.
- Dx≠ con parálisis facial central: el paciente puede cerrar ojos, subir y bajar las cejas, y suele acompañarse de otras alteraciones neurológicas.

- **Tto.**:
  - MG: movimientos de la cara, lubricante ocular (carmelosa), gafas de sol de día y oclusión nocturna del ojo afectado (con pomada oftálmica ATB epitelizante).
  - PD en dosis de 50 mg/d × 5 d, con reducción posterior de 10 mg cada 3 d hasta suspender.
  - Famciclovir en dosis de 500 mg/8 h × 7 d: uso controvertido asociado a GC, porque parece que mejora la evolución, aun siendo idiopática.

VÉRTIGO

- Sensación de rotación del propio sujeto o de las cosas que le rodean.
- Dx≠entre vértigo central y periférico (Tabla 18-2).
- Tipos de vértigo periférico:
  - VPPB: brusco, al cambiar de posición, 5-30 s, con nistagmo, sin náuseas ni vómitos.
  - S. de Ménière: vértigo (de 20 min a 24 h, con náuseas y vómitos) + acúfenos + hipoacusia neurosensorial fluctuante y progresiva.
  - Neuronitis vestibular: gradual hasta incapacitar al paciente 3-5 d y luego desaparecer en semanas, con náuseas y vómitos, sin acúfenos ni hipoacusia.

Tabla 18-2. Características diferenciales del vértigo periférico y central

	Periférico	Central
Inicio	Brusco	Insidioso
Intensidad	+++	+
Frecuencia	Episódico	Constante, progresivo
Síntomas vegetativos	+++	+
Síntomas auditivos	Posibles	Raros
Empeoramiento con los cambios posturales	+++	±
Clínica neurológica	Ausente	Posible
Signo de Romberg	Hacia el lado enfermo	Inestabilidad marcada, en cualquier sentido
Nistagmo	Componente rápido hacia el oído sano, abolido al fijar la mirada	Componente rápido hacia el oído enfermo

- PC:
  - AS con H y GUCI.
  - ECG.
  - TC: si hay sospecha de afectación intracraneal.
- Ingreso: siempre los de origen central; los periféricos solo si precisan control sintomático y de T-he.
- **Tto.**:
  - MG: reposo absoluto, ctes., 2000 mL/d de SG al 5 % si dieta absoluta.
  - Maniobra de Epley en el VPPB.
  - Sulpirida en dosis de 100 mg/8 h por v.o. o i.m. + betahistina en dosis de 16 mg/8 h por v.o.
  - Dimenhidrinato: 50 mg/4 h por v.o. o 100 mg/8 h por vía rectal.
  - Piracetam en dosis de 800 mg/8 h por v.o. o 3 g/12 h i.m. o i.v. si el vértigo es periférico refractario o central de causa postraumática o insuficiencia vertebrobasilar.
  - Glucosa hipertónica (frascos de 100 mL al 50 %) en dosis de 10 g (20 mL) i.v. si es por s. de Ménière; contraI en la DM.
  - MPD en dosis de 60 mg i.v.; luego, 20 mg/8 h i.v. en casos refractarios.
  - Antieméticos y BZD.

BIBLIOGRAFÍA

Edlow JA, Gurley KL, Newman-Toker DE. A New Diagnostic approach to the adult patient with acute dizziness. J Emerg Med. 2018; 54(4):469-83.

Eviston TJ, Croxson GR, Kennedy PGE, Hadlock T, Krishnan AV. Bell's palsy: aetiology, clinical features and multidisciplinary care. J Neurol Neurosurg Psychiatry. 2015;86(12):1356-61.

Jiménez-Murillo L, Montero-Pérez FJ. Medicina de urgencias y emergencias. Guía diagnóstica y protocolos de actuación. 6ª ed. Madrid: Elsevier; 2018.

Newton E, Lasso A, Petrcich W, Kilty SJ. An outcomes analysis of anterior epistaxis management in the emergency department. J Otolaryngol Head Neck Surg. 2016;45:24.

Pérez-Vázquez P, Franco-Gutiérrez V, Soto-Varela A, Amor-Dorado JC, Martín-Sanz E, Oliva-Domínguez M, *et al*. Practice guidelines for the diagnosis and management of benign paroxysmal positional vertigo otoneurology Committee of Spanish Otorhinolaryngology and Head and Neck Surgery Consensus Document. Acta Otorrinolaringol Esp. 2018;69(6): 345-66.

Simons FER, Sheikh A. Anaphylaxis: the acute episode and beyond. BMJ. 2013;346:f602

Suárez-Pita D, Vargas-Romero JC, Salas Jarque J (eds.). Manual de diagnóstico y terapéutica médica del Hospital Universitario 12 de Octubre. 8ª ed. Madrid: MSD. 2016.

Tasche KK, Chang KE. Otolaryngologic emergencies in the primary care setting. Med Clin North Am. 2017;101(3):641-56.

Vademécum

ALFABLOQUEANTES

- **Alfuzosina** (comp. de 2,5, 5 y 10 mg): 10 mg/d.
- **Doxazosina** (comp. de 2 y 4 mg, comp. lib. prol. de 4 y 8 mg): dosis inicial de 1 mg/d; máx.: 8 mg/d.
- **Fentolamina** (amp. de 400 µg): 1 mg i.v., y repetir a los 5 min si se precisa.
- **Tamsulosina** (comp. de 0,4 mg): 0,4 mg/d.
- **Urapidilo** (amp. de 50 mg): ½ amp. (25 mg) i.v. en 20 s; no control TA a los 5 min repetir ½ amp. (25 mg) i.v.; no control TA a los 5 min 1 amp. (50 mg) i.v. Si esto fracasa, iniciar perfusión i.v. con 5 amp. (250 mg) en 500 mL de SG al 5 % a 7 got./min (21 mL/h); máx.: 21 got./min (63 mL/h).

ANALGÉSICOS

- **Ácido acetilsalicílico** (comp. de 500 mg): 500-1000 mg/6 h.
- **Buprenorfina** (comp. de 0,2 mg; amp. de 0,3 mg; parches t.d. de 35, 52,5 y 70 µg/h): 0,2-0,4 mg/6-8 h s.l.; 0,3-0,6 mg/6-8 h i.m. o i.v. lento; ½-1 parche de 35 µg/h cada 3 d, con sucesivos ↑ de dosis si se precisa.
- **Cloruro mórfico** (amp. de 1 mL con 10 mg): 5-20 mg/4 h por vía s.c. o i.m. Para perfusión i.v.:
  - Dosis inicial de 2 mg/min (diluir 1 amp. en 9 mL de SF = 1mg/mL): 2 mL/min i.v., hasta que desaparezca el dolor o hasta una dosis máx. total de 10 mg; trascurridos 10 min, si el paciente sigue con dolor, repetir la dosis mencionada.
  - Mantenimiento con 40 µg/min (diluir 4 amp. en 250 mL de SG al 5 %; 1 got. = 8 µg): 5 got./min (15 mL/h).
- **Codeína** (comp. de 30 mg): 30 mg/6 h; máx.: 240 mg/d. No administrar junto a quinidina, cimetidina o fluoxetina.
- **Dihidrocodeína** (jarabe de 2,4 mg/mL, sol. en got. de 10 mg/mL): 5 mL de jarabe/8 h o 30 got. de sol./8 h; máx.: 30 mg/d.
- **Fentanilo** (parches t.d. de 12, 25, 50, 75 y 100 µg/h; 100, 200, 300, 400, 600, 800, 1.200 y 1.600 µg t.m.o.; 50, 100, 200 y 400 µg por pulverización t.m.n.; amp. de 3 mL con 150 µg). V. dosificación t.d. y t.m. en el Capítulo 17-Oncología. Para administración i.v.:
  - Bolo: en dosis de 50-100 µg (1-2 mL) i.v.; repetir cada 2-3 min hasta conseguir el efecto deseado.

- Perfusión i.v. a 30 µg/h: diluir 5 amp. (750 µg) en 250 mL de SF y perfundir a 10 ml/h.

- **Hidromorfona** (comp. lib. prol. de 4, 8, 16 y 32 mg): 4-8 mg/d, con ↑ posterior cada 4 d si se precisa.
- **Meperidina** (= petidina) (amp. de 1 mL con 50 mg y 2 mL con 100 mg):
  - Dolor oncológico: 25-100 mg/4 h s.c. o i.m., o 25-50 mg/4 h i.v. lenta.
  - Dolor por IAM: 25 mg i.v. (1 amp. de 100 mg en 8 mL de SF, e infundir 2,5 mL en bolo i.v. lento), que puede repetirse cada 5-10 min hasta el control del dolor o hasta la dosis máx. de 100 mg.
- **Metamizol magnésico** (cáp. de 575 mg, amp. de 2 g): 575 mg/6 h por v.o., 2 g/6 h i.m. o i.v.
- **Morfina de liberación inmediata** (comp. de 10 y 20 mg, comp. eferv. de 20 mg, sol. oral de 2 y 20 mg/mL, y viales unidosis de 10, 30 y 100 mg): dosis inicial de 5-10 mg/4 h, y 10 mg de rescate cada vez que lo demande el paciente.
- **Morfina de liberación controlada** (comp. lib. prol. de 5, 10, 15, 30, 60, 100 y 200 mg): dosis inicial de 10 mg/12 h, con ↑ diario de dosis de un 50-100 %, hasta llegar a una dosis sin dolor.
- **Oxicodona** (cáp. de 5, 10 y 20 mg; comp. lib. prol. de 5, 10, 20, 40 y 80 mg): dosis inicial de 5 mg/4 h o 10 mg *retard*/12 h, con posterior ↑ del 25-50 % de dosis, hasta un máx. de 400 mg/d.
- **Oxicodona/naloxona** (comp. de 5/2,5, 10/5, 20/10 y 40/20 mg): iniciar con 5/2,5 mg/12 h; máx. de 40/20 mg/12 h.
- **Paracetamol** (sob., comp. y frascos de 1 g): 1 g/6 h.
- **Paracetamol-codeína** (comp. de 325/15, 500/15, 500/30 y 650/30 mg; sup. de 650/30 mg): 1 comp./6 h o 1 sup./8 h.
- **Paracetamol-tramadol** (comp. de 325/37,5 y 650 mg/75 mg): hasta 650 mg/75 mg/6 h.
- **Petidina (v. meperidina)**.
- **Tapentadol** (comp. de 50, 75 y 100 mg; comp. lib. prol. de 25, 50, 100, 150, 200 y 250 mg): 50 mg/6-8 h hasta un máx. de 600 mg/d, 25 mg *retard*/12 h y ↑ de 25-50 mg cada 3 d según la tolerancia hasta un máx. de 250 mg/12 h.
- **Tramadol** (comp. de 50 mg, amp. de 100 mg): 50-100 mg/6-8 h por v.o., 100 mg/6-8 h i.v., o perfusión i.v. continua de 12-24 mg/h (diluyendo 3 amp. en 500 mL de SG al 5 %, a 7-14 got./min); máx.: 400 mg/d.

ANTAGONISTAS DEL CALCIO

- **Amlodipino** (comp. de 5 y 10 mg): dosis inicial de 5 mg/d; máx.: 10 mg/d.

- **Diltiazem** (amp. de 4 mL con 25 mg, comp. de 60 mg, *retard* de 90, 120, 180, 200, 240 y 300 mg):
  - Dosis i.v. inicial de 25 mg en 10 min (1 amp. en 6 mL de SF a 1 mL/min); esta dosis puede repetirse a los 20 min.
  - Dosis por v.o. inicial de 60 mg/8 h; máx.: 360 mg/d.
- **Nifedipino** (cáp. de 10 mg, comp. *retard* de 20 mg, comp. lib. prol. de 30 y 60 mg): dosis inicial de 20 mg/12 h *retard* o 30 mg/d lib. prol.; máx: 60 mg/d. Si se presenta fenómeno de Raynaud, administrar una dosis inicial de 10 mg/8 h.
- **Nimodipino** (comp. de 30 mg, frasco de 50 mL con 10 mg): 60 mg/4 h × 21 d, o en perfusión i.v. a 1-2 mg/h (5-10 mL/h).
- **Verapamilo** (amp. de 2 mL con 5 mg, comp. de 80 mg, comp. lib. prol. de 120, 180 y 240 mg):
  - Dosis i.v. inicial de 5 mg en 10 min (1 amp. en 8 mL de SF a 1 mL/min); esta dosis puede repetirse cada 20 min hasta el control de la frecuencia V o hasta un máx. de 20 mg (4 amp.).
  - Dosis por v.o. inicial de 40-80 mg/8 h; máx.: 480 mg/d.

ANTAGONISTAS DE LOS RECEPTORES DE LA ANGIOTENSINA II

- **Candesartán** (comp. de 4, 8, 16 y 32 mg): dosis inicial de 8 mg/d; máx.: 32 mg/d.
- **Losartán** (comp. de 12,5, 25, 50 y 100 mg): dosis inicial de 50 mg/d; máx.: 100 mg/d.
- **Valsartán** (comp. de 40, 80, 160 y 320 mg): dosis inicial de 40 mg/12 h; máx.: 160 mg/12 h.

ANTIAGREGANTES

- **Ácido acetilsalicílico** (comp. de 100 y 300 mg): 100-300 mg/d; en el IAM, dosis de carga de 300 mg.
- **Clopidogrel** (comp. de 75 y 300 mg): 75 mg/d; en el IAM, dosis de carga de 300 mg.
- **Prasugrel** (comp. de 5 y 10 mg): 60 mg ahora; luego, 10 mg/d (5 mg/d en > 75 años o < 60 kg).
- **Ticagrelor** (comp. de 60 y 90 mg): 180 mg ahora; luego, 90 mg/12 h.

ANTIARRÍTMICOS

- **Adenosina** (amp. de 2 mL con 6 mg): bolos secuenciales cada 5 min de 6 mg, 12 mg y 12 mg, según la respuesta.
- **Amiodarona** (comp. de 200 mg, amp. de 150 mg):
  - Por v.o.: dosis de impregnación si no la tomaba antes (200 mg/8 h

× 7 d; luego, 200 mg/12 h × 7 d); posteriormente, de mantenimiento de 200 mg/d × 5 d a la sem.
- Dosis de impregnación i.v.:
  - Inicio con 300 mg en 100 mL de SF/SG al 5 % en 30 min.
  - Después 300 mg en 250 mL de SG al 5 % en 6 h.
  - Después 300 mg en 500 mL de SG al 5 % en 12 h.
- En la RCP, 300 mg i.v. en 20 mL de SG al 5 % en inyección rápida; si persiste la situación, repetir a mitad de dosis (150 mg).

- **Atropina** (amp. de 0,5 y 1 mg): 0,5-1 mg en bolo i.v., que puede repetirse cada 5 min, hasta una frecuencia V que permita la estabilidad hemodinámica del paciente o hasta una dosis máx. de 3 mg.
- **Digoxina** (comp. de 0,25mg, amp. de 0,25 y 0,5mg):
  - 0,25 mg/8 h por v.o. × 2 d; luego, 0,25 mg/d por v.o. de mantenimiento.
  - 0,25 mg i.v. cada 2 h, hasta el control de la respuesta V o hasta una dosis máx. de 1,5 mg. Si el paciente ya tomaba digitálicos por v.o., se pauta = dosis/d i.v.
- **Dronedarona** (comp. de 400 mg): 400 mg/12 h.
- **Fenitoína** (amp. de 250 mg): dosis inicial de 18 mg/kg (para 70 kg, diluir 5 amp. en 150 mL de SF a pasar en 30 min); luego, 6 mg/kg al d (para 70 kg, diluir 2 amp. en 500 mL de SF a 6 got./min).
- **Flecainida** (comp. de 100 mg, amp. con 150 mg):
  - Dosis inicial por v.o. de 200-300 mg; luego, 100 mg/12 h.
  - 1,5-3 mg/kg i.v., para lo que se diluye 1 amp. (150 mg) en 100 mL de SF a pasar en 20 min.
- **Isoproterenol** (amp. de 0,2 mg): 1 µg/min; para ello, se diluyen 5 amp (1 mg) en 250 mL de SG al 5 % (1 got. = 0,2 µg) a 5 got./min (15 mL/h), ↑ de 5 en 5 got. (1 µg) cada 10 min, hasta una frecuencia V que permita la estabilidad hemodinámica o hasta un máx. de 20 µg/min (100 got./min = 300 mL/h).
- **Lidocaína** (amp. de 10 mL con 500 mg): 100 mg (2 mL) i.v. lento, que se puede repetir en dosis de 50 mg (1 mL) cada 5 min, hasta un máx. de 200 mg (4 mL).
- **Procainamida** (amp. de 10 mL con 1 g): 50 mg (0,5 mL) i.v., que se puede repetir cada 5 min hasta la reversión, la aparición de efectos 2° o hasta una dosis máx. de 1 g.
- **Propafenona** (comp. de 150 y 300 mg, amp. de 20 mL con 70 mg):
  - 450-600 mg por v.o.; luego, 150 mg/8 h por v.o.
  - 1,5-2 mg/kg i.v. y, para ello, diluir 1,5-2 amp. en 100 mL de SF a pasar en 20 min.
- **Vernakalant** (amp. de 200 y 500 mg): 3 mg/kg i.v. en 10 min. Si no se produce la conversión a RS en el plazo de 15 min desde el final de la

perfusión inicial, puede administrarse una 2ª perfusión de 2 mg/kg i.v. en 10 min. No deben administrarse dosis acumuladas de + de 5 mg/kg en el plazo de 24 h.

ANTIBIÓTICOS

- **Aminoglucósidos**:
  - **Amikacina** (bolsa de 500 mg): 500 mg/12 h o 1 g/d.
  - **Tobramicina** (bolsa de 100 mg): 350 mg/d.
- **Betalactámicos**: penicilinas, cefalosporinas, carbapenémicos, monobactámicos.
- **Carbapenémicos**:
  - **Ertapenem** (amp. de 1 g): 1 g/d.
  - **Imipenem** (amp. de 500 mg): 500-1.000 mg/6 h.
  - **Meropenem** (amp. de 500 mg y 1 g): 1-2 g/8 h.
- **Cefalosporinas de 1ª generación**:
  - **Cefazolina** (amp. de 500 mg, 1 y 2 g): 2 g/8 h.
- **Cefalosporina de 2ª generación**:
  - **Cefuroxima** (comp. y sob. de 250 y 500 mg): 500 mg/12 h.
- **Cefalosporinas de 3ª generación**:
  - **Cefditoreno** (comp. 200 y 400 mg): 200 mg/12 h.
  - **Cefixima** (cáp. de 200 y 400 mg): 400 mg/d.
  - **Cefotaxima** (amp. de 1 y 2 g): 1-2 g/8 h.
  - **Ceftacidima** (amp. de 500 mg, 1 y 2 g): 2 g/8 h.
  - **Ceftibuteno** (cáp. de 400 mg): 400 mg/d.
  - **Ceftriaxona** (amp. de 1 y 2 g): 1-2 g/12-24 h.
- **Cefalosporinas de 4ª generación**:
  - **Cefepima** (amp. de 1 y 2 g): 2 g/12 h.
- **Cefalosporinas de 5ª generación**:
  - **Ceftarolina** (amp. de 600 mg): 600 mg/8 h.
- **Glucopéptidos**:
  - **Teicoplanina** (amp. de 200 y 400 mg): 200 mg/12 h.
  - **Vancomicina** (amp. de 500 mg y 1 g): 1 g/8-12 h.
- **Lincosamidas**:
  - **Clindamicina** (cáp. de 150 y 300 mg, amp. de 300 y 600 mg): 600 mg/6-8 h.
- **Macrólidos**:
  - **Azitromicina** (cáp. de 250 mg, comp. de 500 mg, sob. de 500 mg y 1 g, amp. 500 mg): 500 mg/d × 3 d.
  - **Claritromicina** (comp. y amp. de 500 mg): 500 mg/12 h.
- **Monobactámicos**:
  - **Aztreonam** (amp. 1 g): 1 g/8 h.

- **Nitroimidazoles**:
  - **Metronidazol** (comp. de 250 mg, amp. de 500 mg y 1500 mg): 500 mg/8 h.
- **Oxazolidinonas**:
  - **Linezolid** (comp. de 600 mg, bolsas de 600 mg): 600 mg/12 h.
- **Penicilinas**:
  - **Amoxicilina-ácido clavulánico** (comp. y sobres de 875/125 mg y 1 g/62,5 mg, amp. de 1 g/200 mg y 2 g/200 mg): 2 g/200 mg/8 h.
  - **Ampicilina** (amp. de 500 mg y 1 g): 2 g/4 h.
  - **Cloxacilina** (cáp. de 500 mg, amp. de 500 y 1000 mg): 2 g/4 h.
  - **Piperacilina-tazobactam** (amp. de 2/0,25 g y 4/0,5 g): 4-0,5 g/6-8 h.
  - **Fenoximetilpenicilina** (cáp. de 400 mg, sob. de 250 mg): 400-500 mg /6-8 h.
- **Quinolonas**:
  - **Ciprofloxacino** (comp. de 250, 500 y 750 mg, y frascos de 200 y 400 mg): 500-750 mg/12 h por v.o., 400 mg/8-12 h i.v.
  - **Levofloxacino** (comp. y frascos de 500 mg): 500 mg/d por v.o., 500 mg/12-24 h i.v.
  - **Moxifloxacino** (comp. y frascos de 400 mg): 400 mg/d.
  - **Norfloxacino** (comp. de 400 mg): 400 mg/12 h.
- **Tetraciclinas**:
  - **Doxiciclina** (cáp. de 100 mg): 100 mg/12 h.
  - **Tigeciclina** (amp. de 50 mg): 100 mg de carga; luego, 50 mg/12 h.
- **Otros**:
  - **Daptomicina** (amp. de 350 y 500 mg): 8-10 mg/kg cada 24 h i.v.
  - **Fosfomicina** (sob. de 2 y 3 g, amp de 1 y 4 g): hasta 3 g/d × 2 d por v.o., 1-2 g/6 h i.v.
  - **Rifaximina** (comp. de 200 y 550 mg): 200 mg/6h. En la encefalopatía hepática, 400 mg/8 h o 550 mg/12 h.
  - **Trimetoprima/sulfametoxazol** (comp. de 160/800 mg): 1 comp./d × 3 d a la sem. si la dosis de PD ≥ 20 mg/d como profilaxis de *PnJ*. Como tto. de *PnJ*, 15-20 mg/kg al d dividido en 3 tomas. En el tto. empírico de la GEA, 1 comp./12 h × 3 d.

ANTICOAGULANTES

ACCIÓN DIRECTA

- **Apixabán** (comp. de 2,5 y 5 mg):
  - Dosis inicial de 10 mg/12 h × 1 sem.; luego, 5 mg/12 h.
  - Si el riesgo de sangrado es mayor que el de recurrencia de TVP o el ClCr es < 50 mL/min, usar una dosis de 2,5 mg/12 h; con ClCr < 15 mL/min, está contraI.

- **Dabigatrán** (cáp. de 75, 110 y 150 mg):
  - Dosis inicial de 150 mg/12 h, a los 5-10 d del inicio de la anticoagulación parenteral.
  - Con ClCr < 50 mL/min, dosis de 110 mg/12 h; con ClCr < 30 mL/min, está contral.
- **Edoxabán** (comp. de 15, 30 y 60 mg):
  - Dosis inicial de 60 mg/d, después de ≥ 5 d de la anticoagulación parenteral.
  - Si el riesgo de sangrado es mayor que el de recurrencia de TVP o el ClCr es < 50 mL/min, usar una dosis de 30 mg/d; con ClCr < 15 mL/min y en pacientes de < 60 kg, está contral.
- **Rivaroxabán** (comp. de 2,5, 10, 15 y 20 mg):
  - Dosis inicial de 15 mg/12 h × 3 sem.; luego, 20 mg/d.
  - Si el riesgo de sangrado es mayor que el de recurrencia de TVP o el ClCr es < 50 mL/min, usar una dosis de 15 mg/d; con ClCr < 15 mL/min, está contral.

ACENOCUMAROL

- Comp. de 1 y 4 mg:
  - 2-4 mg/d por v.o. en toma única nocturna, desde el 1.er d.
  - Tras 2 dosis, HIC a hematología para el ajuste de la dosis (objetivo: INR entre 2 y 3).
  - Suspender HBPM cuando el INR esté en rango terapéutico en 2 controles consecutivos, generalmente, el 5° d.

FONDAPARINUX

- Jp con 1,5, 2,5, 5, 7,5 y 10 mg, ajustando la dosis si hay IR:
  - < 50 kg: 5 mg/d.
  - 50-100 kg: 7,5 mg/d.
  - > 100 kg: 10 mg/d.

HBPM

- **Generalidades**:
  - Semivida de 3-6 h, con pico de actividad anti-Xa a las 3-5 h de su administración.
  - Si el ClCr está entre 30 y 50 mL/min, valorar reducir la dosis un 20-40 % (ancianos y aquellos con FRi hemorrágico), y si el ClCr es < 30 mL/min, valorar sustituir por una HNF.
  - En situaciones especiales como la IR, la obesidad y la gestación, se puede monitorizar su efecto con la determinación de la actividad anti-Xa a las 4 h de su administración.

- **Bemiparina** (jp con 2.500, 3.500, 5.000, 7.500, 10.000 y 12.500 UI):
  - Dosis terapéutica: 115 UI/kg al d, ajustando la dosis al 75 % (85 UI/kg al d) si el ClCr es < 30 mL/min:
    - < 50 kg: 5.000 UI/d.
    - 50-70 kg: 7.500 UI/d.
    - 70-100 kg: 10.000 UI/d.
    - > 100 kg: 12.500 UI/d.
  - Dosis profiláctica: 3.500 UI/d si hay alto riesgo; 2.500 UI/d si el riesgo es moderado o hay IR.
  - Dosis profiláctica en la COVID-19 con alto riesgo: 5.000 UI/d; 3.500 UI/d si el ClCr es < 30 mL/min.
- **Enoxaparina** (jp con 20, 40, 60, 80, 100, 120 y 150 mg):
  - Dosis terapéutica: 1 mg/kg cada 12 h o 1,5 mg/kg al d, ajustando la dosis a 1 mg/kg al d si el ClCr es < 30 mL/min.
  - Dosis profiláctica: 40 mg/d si hay alto riesgo; 20 mg/d si el riesgo es bajo o hay IR.
  - Dosis profiláctica en la COVID-19 con alto riesgo: 1 mg/kg al d; 0,5 mg/kg al d si el ClCr es < 30 mL/min.
- **Tinzaparina** (jp con 2.500, 3.500, 4.500, 10.000, 14.000 y 18.000 UI):
  - Dosis terapéutica: 175 UI/kg al d. No usar si el ClCr es < 30 mL/min:
    - < 50 kg: 8.000 UI/d.
    - 50-60 kg: 10.000 UI/d.
    - 61-70 kg: 12.000 UI/d.
    - 71-80 kg: 14.000 UI/d.
    - 81-90 kg: 16.000 UI/d.
    - 91-100 kg: 18.000 UI/d.
  - Dosis profiláctica: 4.500 UI/d si el riesgo es alto; 3.500 UI/d si el riesgo es moderado.

HEPARINA SÓDICA

- Viales de 5 mL: al 1 % con 5.000 UI, y al 5 % con 25 000 UI.
- Dosis inicial: 5.000 UI i.v. en bolo (5 mL de la dilución al 1 % o 1 mL de la dilución al 5 %).
- Mantenimiento:
  - Infusión i.v. continua de 4,8 mg/kg al d (para 70 kg, 336 mg = 33.600 UI/d): se diluyen 7 mL de heparina sódica al 5 % (o 35 mL al 1 %) en 500 mL de SF a 21 mL/h.
  - 1 mg (100 UI)/kg cada 4 h i.v., sin sobrepasar los 70 mg (7.000 UI) por dosis: para 70 kg, son 7 mL al 1 % o 1,4 mL al 5 %.
- Control con TTPa cada 6 h. Objetivo: 1,5-2,5 veces el valor del control N.

ANTIDEPRESIVOS

- **ADT**:
  - **Amitriptilina** (comp. de 10, 25, 50 y 75 mg): 25 mg/12 h; máx.: 75 mg/12 h.
- **IRSN**:
  - **Desvenlafaxina** (comp. lib. prol. de 50 y 100 mg): 50-100 mg/d; máx.: 200 mg/d.
  - **Duloxetina** (cáp. de 30 y 60 mg): 30-60 mg/d.
  - **Venlafaxina** (comp. lib. prol. de 75, 150 y 225 mg): 75 mg/d; máx.: 375 mg/d.
- **ISRS**:
  - **Fluoxetina** (cáp. y comp. dispersables de 20 mg): 20 mg/d; máx.: 60 mg/d.
  - **Paroxetina** (comp. de 20 mg): 20 mg/d; máx.: 40 mg/d.

ANTIDIARREICOS

- **Loperamida** (cáp. de 2 mg): 4 mg inicialmente, seguidos de 2 mg tras cada deposición; máx.: 16 mg/d.
- **Racecadotrilo** (cáp. de 100 mg): 100 mg/8 h por v.o. hasta que se produzcan 2 deposiciones N; máx.: 7 d.

ANTIEMÉTICOS

- **Granisetrón** (comp. de 1 mg, amp. de 1 y 3 mg): 1 mg/12 h por v.o., 1-3 mg/8 h i.v.
- **Metoclopramida** (comp. de 10 mg, amp. de 10 y 100 mg): 10 mg/8 h por v.o. o i.m. o i.v.; en pacientes con emesis pos-QT refractarios, puede usarse hasta 100 mg/8 h i.v.
- **Ondansetrón** (comp. y amp. de 4 y 8 mg): 8 mg/12 h por v.o. o i.v.

ANTIESPASMÓDICOS

- **Baclofeno** (comp. de 10 y 25 mg): 10 mg/8 h.
- **Butilbromuro de escopolamina** (comp. de 10 mg, sup. de 10 mg, amp. de 20 mg): 10-20 mg/6 h por v.o. o rectal; 20-40 mg i.v. lenta o i.m. o s.c. hasta un máx. de 100 mg/d.
- **Flavoxato** (comp. de 200 mg): 200 mg/8 h × 2 d.
- **Octeotrida** (amp. de 50 y 100 μg): 100 μg/8 h s.c. si hay obstrucción intestinal intratable; 75 μg/8 h s.c. si es por sobredosis por sulfonilureas.

ANTIHISTAMÍNICOS

- **Sedantes**:
  - **Dexclorfeniramina** (comp. de 2 mg, amp. de 5 mg): 2 mg/6 h por v.o., 5 mg/6 h i.v. o i.m.
  - **Hidroxizina** (comp. de 25 mg): 25 mg/6 h por v.o. Incrementa la potencia analgésica de los opioides.
- **No sedantes**:
  - **Desloratadina** (comp. de 5 mg): 5 mg/d.
  - **Ebastina** (comp. de 10 y 20 mg): 10-20 mg/d.
  - **Levocetirizina** (comp. de 5 mg): 5 mg/d.
  - **Loratadina** (comp. de 10 mg): 10 mg/d.

ANTIINFLAMATORIOS

- **Dexketoprofeno trometamol** (comp. de 12,5 y 25 mg, cáp. de 25 mg, sol. y sob. de 25 mg, amp. de 50 mg): 25 mg/8 h por v.o., 50 mg/8 h i.m. o i.v.
- **Diclofenaco** (comp. de 50 mg, comp. *retard* de 75 y 100 mg, amp. de 75 mg, sup. de 100 mg): dosis máx. de 150 mg/d; no disponible i.v.
- **Ibuprofeno** (comp., sob. y amp. de 400 y 600 mg): 400-600 mg/6-8 h.
- **Indometacina** (cáp. de 25 mg, cáp. *retard* de 75 mg, sup. de 50 y 100 mg): 50 mg/8 h o 75 mg *retard*/12 h por v.o., 100 mg/12 h en sup.
- **Ketorolaco** (comp. de 10 mg, amp. de 30 mg): 10 mg/6 h por v.o., 30 mg/8 h i.m. o i.v.
- **Naproxeno** (cáp. de 250 mg, comp. de 500 y 550 mg, comp. de 500 mg con 20 mg de esomeprazol de liberación modificada): 500-550 mg/12 h.

ANTÍDOTOS

- **Ac antidigitálicos** (amp. de 40 mg): diluir 1 amp. en 4 mL de agua para inyección y en 100 mL de SF a pasar en 30 min. Administrar una nueva dosis si tras 8-12 h reaparecieran síntomas tóxicos.
- **Ciproheptadina** (comp. de 4 mg): dosis inicial de 4-8 mg/h por v.o.; luego, 4-8 mg/1-4 h, hasta un máx. de 32 mg/d. SOS no usar si coexiste intoxicación por anticolinérgico.
- **Fisostigmina** (amp. de 2 mg): 1-2 mg i.v. lento en 3 min, puede repetirse cada 10 min hasta un máx. de 4 mg en 30 min.
- **Flumazenilo** (amp. de 0,5 y 1 mg):
  - 0,3 mg en bolo i.v. cada 30 s, hasta un máx. de 2 mg.
  - Si hay coma profundo o depresión respiratoria, infusión i.v. de 0,2 mg/h (25 mL en 250 mL de SG al 5 % a 6 got./min, hasta un máx. de 30 got./min).

- **Idarucizumab** (amp. de 2,5 g): 2 infusiones i.v. de 2,5 g no separadas más de 15 min.
- **Metilnaltrexona** (amp. de 12 mg): 12 mg s.c. de 4 a 7 veces/sem.
- **N-acetilcisteína** (polvo para sol. por v.o. con 100, 200 y 600 mg; amp. de 5 g).
- **Naloxona** (amp. de 0,4 mg):
  - Dosis inicial de 0,4 mg en bolo i.v. cada 2-3 min, hasta un máx. de 2 mg.
  - Depresión o parada respiratoria: 2 mg en bolo i.v.
  - Intoxicación por fentanilo, pentazocina, codeína, buprenorfina, propoxifeno o metadona: 0,1 mg/kg.
  - La respuesta suele ser inmediata (el paciente despierta, y desaparece la miosis y la dificultad respiratoria). Si no sucede tras 10 mg, es improbable la intoxicación por opioides.
- **Neostigmina** (amp. de 0,5 mg/mL):
  - Íleo paralítico: 2 mg i.v. lento en 5 min; repetir en 24 h si hay recurrencia.
  - Intoxicación por anticolinérgicos de acción periférica: 0,25 mg s.c.
- **Piridoxina o vit. B_6** (comp. y amp. de 300 mg): 300 mg/8 h i.v. en la intoxicación etílica aguda.
- **Sulfato de protamina** (amp. de 50 mg): 1 mg por 100 UI de heparina a neutralizar si hace menos de 15 min de su administración o 0,5 mg si han pasado más de 30 min, hasta un máx. de 50 mg por cada dosis. Control del TTPa a los 15 min. Solo neutraliza el 60 % de la actividad anti-Xa.
- **Tiamina o vit. B_1** (comp. de 300 mg, amp. de 100 mg): 300 mg/d por v.o. × 2 sem.; 100 mg i.m. o i.v. lenta.
- **Vit. K** (sol. oral y amp. con 10 mg/mL): 2 mg por v.o. o i.v., con control en 1-2 d. Si hay sangrado mayor, administrar 10 mg i.v.

ANTIFÚNGICOS

- **Anfotericina B liposomal** (amp. de 50 mg): 1 mg/kg, y ↑ paulatinamente a 3 mg/kg.
- **Caspofungina** (amp. de 50 y 70 mg): 70 mg i.v. el 1.er d y, luego, 50 mg/d.
- **Fluconazol** (cáp. de 50, 100, 150 y 200 mg, amp. de 100, 200 y 400 mg): dosis de carga el 1.er d de 200-400 mg/d; luego, 100-200 mg/d.
- **Nistatina tópica** (susp. con 100.000 UI/mL): 2,5-5 mL/6-12 h, 5-10 mL/6 h si es intestinal.
- **Posaconazol** (comp. de 100 mg, amp. de 300 mg, susp. con 40 mg/mL): dosis de carga el 1.er d de 300 mg/12 h; luego, 300 mg/d. Si es en susp. por v.o., 200 mg (5 mL)/d el 1.er d; luego, 100 mg (2,5 mL)/d × 13 d.

ANTIMIGRAÑOSOS Y ANTIEPILÉPTICOS

- **Ácido valproico** (amp. de 400 mg): en el estatus epiléptico, dosis de carga de 20-40 mg/kg (máx.: 3 g), a una vel. máx. de 10 mg/kg·min (3-5 min). Posteriormente, dosis de mantenimiento de 15 mg/kg al d, a dividir cada 6 h y cada dosis administrada en 60 min.
- **Carbamazepina** (comp. de 200 y 400 mg): 100 mg/12 h; máx.: 1.200 mg/d.
- **Eslicarbazepina** (comp. de 200 y 800 mg): 400 mg/d; máx.: 1.200 mg/d.
- **Fenitoína** (cáp. de 100 mg, amp. de 100 y 250 mg):
  - En el estatus epiléptico, dosis inicial de 15-20 mg/kg (4 amp. de 250 mg en 250 mL de SF, SOS no SG porque precipita), en 20 min, con estricta monitorización ECG. Pueden administrarse 5-10 mg/kg extra a los 10 min de la dosis de carga si fuera necesario, pero sin exceder un máx. de 30 mg/kg. Comenzar la dosis de mantenimiento i.v. a las 8 h de la dosis de carga.
  - Dosis de inicio (no estatus epiléptico) y mantenimiento i.v.: 15 mg/kg cada 8 h las primeras 24 h; luego, 100 mg/8 h.
  - 100 mg/8 h; máx.: 200 mg/8 h por v.o.
  - En la neuralgia del trigémino, 14 mg/kg i.v. diluidos en 250 mL de SF a pasar en más de 30 min, con monitorización cardiológica.
- **Gabapentina** (cáp. de 300 y 400 mg, comp. de 600 y 800 mg): 300 mg/d el 1.er d, 300 mg/12 h el 2.º d, 300 mg/8 h a partir del 3.er d; máx.: 3.600 mg/d.
- **Lacosamida** (amp. de 200 mg): en el estatus epiléptico, 5 mg/kg (máx.: 600 mg), a pasar en 15-20 min. Posteriormente, dosis de mantenimiento de 100-200 mg/12 h i.v., diluyendo ½ o 1 amp. en 250 mL de SF en + de 30 min.
- **Levetiracetam** (amp. de 500 mg): 30-60 mg/kg (máx.: 4.500 mg) en el estatus epiléptico. Posteriormente, dosis de mantenimiento de 500-1.500 mg/12 h i.v., diluyendo 1-3 amp. en 100 mL de SF en 15 min. Puede precipitar si se pone en la misma vía por la que se pasó previamente fenitoína.
- **Oxcarbazepina** (comp. de 300 y 600 mg): 300 mg/12 h; máx.: 600 mg/12 h.
- **Pregabalina** (cáp. de 25, 75, 150 y 300 mg): 25 mg/12 h; máx.: 300 mg/12 h.
- **Sumatriptán** (jp con 6 mg): 6 mg s.c., que puede repetirse hasta un máx. de 12 mg/d.

ANTIRREUMÁTICOS

INMUNOMODULADORES

- **Azatioprina** (comp. de 50 mg): 1-3 mg/kg al d, en dosis única o repartida, con la comida.

- **Ciclofosfamida** (comp. de 50 mg, amp. de 200 mg y 1 g): bolos quincenales de 500 mg i.v. o 2 mg/kg al d por v.o.
- **Ciclosporina** (cáp. de 25, 50 y 100 mg; amp. de 50 y 250 mg): 2-7 mg/kg al d por v.o. y, si se usa i.v., comenzar con $^1/_3$ de la dosis en perfusión continua.
- **Inmunoglobulinas** (amp. de 50 y 100 mg/mL): 1 g/kg al d i.v. × 2 d (repetir cada 2 sem.).
- **Micofenolato** (cáp. de 250 mg, comp. de 500 mg; susp. por v.o. 1 g, amp. de 500 mg): 500 mg/12 h con posterior ↑ semanal a 1.000 mg y, luego, 1.500 mg/12 h.

FÁRMACOS ANTIRREUMÁTICOS MODIFICADORES DE LA ENFERMEDAD

- **Metotrexato** (comp. de 2,5 mg, pluma y jp de 7,5, 10, 12,5, 15, 17,5, 20, 22,5, 25, 27,5 y 30 mg): 7,5-30 mg/sem. v.o. o s.c. Suplementar con 5 mg de ácido fólico el día posterior.

TERAPIAS BIOLÓGICAS

- **Anakinra** (jp de 100 mg): 1-2 mg/kg al d i.v. e ir ↑ hasta un máx. de 8 mg/kg al d, o 100 mg/6 h s.c.
- **Eculizumab** (amp. de 300 mg): 900 mg/sem. × 4 sem.; cambiar a 1.200 mg en la 5ª sem. y continuar con 1.200 mg quincenal. Si el paciente está recibiendo plasmaféresis, hay que poner dosis suplementarias de 600 mg en los 60 min inmediatos a la plasmaféresis.
- **Infliximab** (amp. con 100 mg): 3-5 mg/kg administrados en perfusión i.v., seguidos de dosis adicionales a las 2 y 6 sem. siguientes a la primera y, posteriormente, una cada 8 sem.
- **Rituximab** (amp. de 100, 500 y 1400 mg): 1.000 mg en perfusión i.v., seguidos, dos sem. + tarde, de una 2ª perfusión i.v. de 1.000 mg.
- **Tocilizumab** (pluma y jp de 162 mg, amp. de 80, 200 y 400 mg): 162 mg/sem. s.c.; en la COVID-19, dosis única i.v. de 400 mg si el paciente pesa < 75 kg y de 600 mg si pesa > 75 kg.

ANTITÉRMICOS

- **Clorpromazina**. V. neurolépticos.
- **Metamizol magnésico** (cáp. de 575 mg, amp. de 2 g): 575 mg/6 h por v.o., 2 g/6 h i.m. o i.v.
- **Paracetamol** (sob., comp. y frascos de 1 g): 1 g/6 h.

ANTITROMBÓTICOS, ANTIVARICOSOS

- **Heparina sódica tópica** (gel o pomada con 1.000 UI): 1 aplicación cada 8 h.
- **Pentosano polisulfato sódico** (pomada del 0,1 y del 0,5 %): 1 aplicación cada 8 h.
- **Sulodexida** (amp. de 60 mg, cáp. de 15 y 30 mg): 60 mg/d i.v. o i.m. × 15-20 d; luego, 30 mg/12 h por v.o., 6 meses si hay claudicación intermitente y 2-3 meses si hay úlcera venosa.

ANTITUSÍGENOS

- **Codeína** (comp. de 30 mg): 30 mg/6 h.

ANTIVERTIGINOSOS

- **Betahistina** (comp. de 8, 16 y 24 mg): 16 mg/8 h por v.o.
- **Dimenhidrinato** (comp. de 50 mg, sup. de 100 mg): 50 mg/4 h por v.o. o 100 mg/8 h por vía rectal.
- **Piracetam** (comp. de 800 mg, amp. de 3 g): 800 mg/8 h por v.o. o 3 g/12 h i.m. o i.v.
- **Sulpirida** (cáp. de 50 mg, amp. con 100 mg): 100 mg/8 h por v.o. o i.m.

ANTIVIRALES

- **Aciclovir** (amp. de 250 mg): requiere ajuste de la dosis según el ClCr.
  - 5 mg/kg cada 8 h i.v.
  - En pacientes inmunocomprometidos, con infecciones producidas por el VVZ o pacientes con encefalitis herpética, indicar 10 mg/kg cada 8 h i.v.; para 70 kg, se diluyen 3 amp. (750 mg) en 250 mL de SF a pasar en 2 h (40 got./min o 120 mL/h).
- **Famciclovir** (comp. de 125, 250 y 500 mg): en la infección por el VVZ, el herpes zóster y el zóster oftálmico en adultos inmunocompetentes, 500 mg/8 h por v.o. × 7 d, y × 10 d en id. En el primer episodio de VHS genital, 250 mg/8 h × 5 d; si son episodios sucesivos, 125 mg/12 h × 5 d y, en id, 500 mg/12 h × 7 d.
- **Oseltamivir** (comp. de 30, 45 y 75 mg, susp. por v.o. de 6 mg/mL): 75 mg/12 h × 5 d; × 10 d en id.
- **Remdesivir** (amp. de 100 mg): dosis inicial de 200 mg/d i.v. el 1.er d, seguidos de 100 mg/d i.v. del 2º al 5º día.
- **Valaciclovir** (comp. de 500 y 1.000 mg): en la infección por el VVZ, el herpes zóster y el zóster oftálmico en adultos inmunocompetentes, 1.000 mg/8 h por v.o. × 7 d, y hasta 2 d después de la formación de costras en pacientes id. En la infección por el VHS en adultos inmuno-

competentes, 500 mg/12 h por v.o. × 10 d si es el episodio inicial (× 3-5 d si es recurrente) y, en id, 1.000 mg/12 h × 5 d.

BETABLOQUEANTES

NO CARDIOSELECTIVOS

- **Labetalol** (comp. de 100 y 200 mg, amp. de 20 mL con 100 mg): es además un α-bloqueante.
  - Bolo i.v. lento de 4 mL (20 mg) cada 5 min, hasta el control de la TA o hasta un máx. de 20 mL (100 mg).
  - Perfusión i.v. de 0,5-2 mg/min (diluir 2 amp. = 200 mg, en 200 mL de SG al 5 %): 12-48 got./min (36-144 mL/h), hasta normalizar la TA y hasta un máx. de 300 mg.
  - Dosis inicial por v.o. de 100 mg/12 h; máx.: 400 mg/12 h.
- **Propanolol** (comp. de 10 y 40 mg): 10-40 mg/6-8 h.

CARDIOSELECTIVOS

- **Atenolol** (comp. de 50 y 100 mg, amp. de 10 mL con 5 mg): 1 mg i.v., que puede repetirse cada 5 min hasta conseguir el efecto o hasta un máx. de 10 mg; luego, 25 mg/d por v.o., hasta un máx. de 100 mg/d.
- **Metoprolol** (comp. de 100 mg, amp. de 5 mL con 5 mg):
  - 100 mg/12 h por v.o.
  - 2,5 mg i.v. y, para ello, diluir 1 amp. (5 mg) en 15 mL de SF y administrar 10 mL en 4 min, que puede repetirse cada 10 min hasta el control de la frecuencia V o hasta un máx. de 15 mg (3 amp.).

BENZODIACEPINAS

- **Alprazolam** (comp. de 0,25, 0,5, 1 y 2 mg): dosis inicial de 0,25-0,5 mg/8 h; máx.: 4 mg/d.
- **Clonazepam** (comp. de 0,5 y 2 mg, sol. para got. de 2,5 mg/mL, amp. de 1 mg/mL): 0,5 mg/8 h por v.o. (1 comp. de 0,5 mg o 5 got./8 h); en la crisis epiléptica, 1 mg i.v. lento o i.m. (se puede repetir 1 bolo en 5 min; máx.: 3 mg).
- **Cloracepato dipotásico** (cáp. de 5, 10 y 15 mg, comp. de 50 mg, amp. con 20 y 50 mg): dosis inicial de 5-30 mg/d por v.o. o 20 mg i.m. o i.v.; máx.: 50 mg/6 h por v.o., i.m. o i.v.
- **Diazepam** (comp. de 2, 2,5, 5, 10 y 25 mg, sol. para got. de 2 mg/mL, amp. con 10 mg): 2-10 mg/6 h por v.o., 10 mg/8 h i.v. En la crisis epiléptica, 0,15 mg/kg i.v. en bolo, hasta un máx. de 5 mg/min; en caso necesario, repetir hasta un máx. de 20 mg.

- **Lorazepam** (comp. de 1 y 5 mg): 5 mg/6 h por v.o. o s.l. Para dosificaciones inferiores, usar la presentación de 1 mg.
- **Midazolam**:
  - Por v.o. (comp. de 7,5 mg): 7,5-15 mg/d.
  - Por vía i.m. (vial de 3 mL con 15 mg): 0,2 mg/kg (1 amp. i.m. para 70 kg).
  - Por vía i.v.: 0,1 mg/kg i.v. (7 mg para 70 kg de peso).
    - Vial de 5 mL con 5 mg: 7 mL sin dilución, en bolo lento.
    - Vial de 3 mL con 15 mg: 1 amp. en 12 mL de SF, a pasar 7 mL en bolo lento.
    - Vial de 10 mL con 50 mg: perfusión i.v. continua en dosis de 0,03-0,1 mg/kg por h.

BRONCODILATADORES Y CORTICOIDES INHALADOS

- **Bromuro de ipratropio** (sol. para inh. de 2 mL con 250 y 500 µg, 20 µg/pulsación): 1 mL de sol. de 500 µg en 3 mL de SF cada 20 min o 4-8 pulsaciones/10-15 min en la crisis asmática. Para la descompensación de la EPOC, 1 mL de sol. de 500 µg en 3 mL de SF a 8 L/min en 15 min a las 0, 1 y 2 h; luego, cada 6 h.
- **Budesonida** (sol. para inh. de 2 mL con 0,5 y 1 mg; 100, 200 y 400 µg/pulsación): 2 mL de sol. con 500 µg diluidos en 3 mL de SF a 8 L/min en 15-20 min/6 h; o 200-400 µg/d o 100-200 µg/12 h, hasta un máx. de 400-800 µg/12 h y, en casos graves, se puede repartir la dosis máx. diaria (1.600 µg) en 3-4 administraciones/d.
- **Salbutamol** (sol. para inh. con 10 mL al 0,5 %; 100 µg/pulsación): 5 mg (1 mL) en 4 mL de SF a 8 L/min en 15-20 min hasta 3 veces cada 20-30 min o 200-400 µg (2-4 pulsaciones) cada 20 min × 1 h y, luego, /3-4 h si se precisa en la crisis asmática. Para la descompensación de la EPOC, 5 mg (1 mL) en 3 mL de SF a 8 L/min en 15 min a las 0, 1 y 2 h; luego, cada 6 h.
- **Salbutamol + bromuro de ipratropio** (sol. para inh. con 0,5 + 2,5 mg): cada 6 h.

CORTICOIDES (dosis variables según la enfermedad):

- **Dexametasona** (comp. de 1, 4, 8, 20 y 40 mg, amp. de 4 y 40 mg).
- **Fludrocortisona** (comp. de 0,1 mg): 0,05-0,2 mg/d.
- **Hidrocortisona** (comp. de 20 y 30 mg; amp. de 100 y 500 mg).
- **Metilprednisolona** (comp. de 4, 16 y 40 mg; amp. de 8, 20, 40, 125, 250, 500 y 1.000 mg).
- **Prednisona** (comp. de 2,5, 5, 10, 30 y 50 mg).

DIURÉTICOS

- **Acetazolamida** (comp. de 250 mg): 250 mg/12 h.
- **Amilorida/hidroclorotiazida** (comp. de 5/50 mg): dosis inicial de 5/50 mg/d; máx.: 10/100 mg/d.
- **Clortalidona** (comp. de 50 mg): 50-100 mg/d.
- **Espironolactona** (comp. de 25 y 100 mg): dosis inicial de 50-100 mg/d; máx.: hasta 400 mg/d.
- **Furosemida** (comp. de 40 mg, amp. de 20 mg): dosis inicial de ½, 1 o 2 comp./d por v.o., 20-40 mg/6 h i.v., hasta un máx. de 1500 mg/d. También en la IC se puede hacer desde el principio en perfusión de 5 amp. en 100 mL de SF a 4 mL/h o 50 mL de SF a 2 mL/h para que sufra menos el riñón.
- **Hidralazina** (comp. de 25 y 50 mg, amp. de 20 mg): dosis inicial de 12,5 mg/6-12 h, hasta 50 mg/6 h por v.o. En la crisis hipertensiva del embarazo, 20 mg i.m. y repetir a los 60 min si se precisa. En la eclampsia, 0,5-1 mg/min (1 amp. de 20 mg en 100 mL de SG al 5 % a 50-100 got./min) y repetir a los 30 min si se precisa.
- **Hidroclorotiazida** (comp. de 25 y 50 mg): dosis inicial de 12,5-25 mg/d; máx.: 50 mg/d en una o dos tomas.

ENDOCRINOLÓGICOS

- **Bicarbonato sódico 1 M** (1 mL = 1 mEq; amp. de 10 mL, frascos de 100, 250, 500 y 1.000 mL).
- **Bicarbonato sódico 1/6 M** (6 mL = 1 mEq; frascos de 250 y 500 mL)
- **Calcifediol** (amp. bebible de 3 mg): dosis única de 3 mg por v.o.
- **Calcio** (comp. eferv. de 500 mg): dosis variable según la enfermedad.
- **Calcio + colecalciferol**: en comp. de 500 mg/400 UI, 1 comp./12 h, o en comp. eferv. de 1.000 mg/880 UI, 1 comp. eferv./d.
- **Calcitonina** (amp. de 100 UI): 4 UI/kg cada 12 h s.c. o i.m.
- **Calcitriol** (cáp. de 0,25 y 0,5 μg): dosis variable según la enfermedad.
- **Carbonato potásico** (comp. eferv. de 975 mg = 25 mEq): 1 comp./8 h.
- **Cinacalcet** (comp. de 30, 60 y 90 mg): 30 mg/d, hasta 180 mg/d según la PTH.
- **Cloruro cálcico al 10 %** (amp. de 10 mL con 1 g equivalente a 183 mg de Ca elemento): dosis variable según la enfermedad. SOS no administrar conjuntamente con bicarbonato.
- **Cloruro potásico** (cáp. de 600 mg = 8 mEq; amp. de 20 mL con 40 mEq): 3 cáp./8 h por v.o., o dosis según las necesidades i.v.
- **Denosumab** (jp de 60 mg y amp. de 120 mg): 60-120 mg s.c.
- **Desmopresina** (got. y aerosol nasal de 10 μg/dosis, amp. de 4 μg y comp. de 60, 120 y 240 μg): 10-20 μg/12-24 h i.n., 60-120 μg/8 h s.c. o 1-4 μg (0,25-1 mL)/12-24 h i.v.

- **Glucagón** (amp. de 1 mg):
  - Hipoglucemia: 1 mg i.v., i.m. o s.c., que puede repetirse a los 20 min.
  - Anafilaxia, intoxicación por β-bloqueantes: 5-10 mg en bolo i.v.; posteriormente, perfusión i.v. continua de 4 mg/h, diluyendo 20 mg en 250 mL de SG al 5 % a 16 got./min (48 mL/h).
- **Gluconato cálcico al 10 %** (amp. de 10 mL con 891 mg de gluconato de calcio y 50 mg de sacarato de calcio tetrahidrato, equivalentes a 92 mg de Ca elemento): dosis variable según la enfermedad. SOS en la intoxicación por digitálicos.
- **Glucosa**:
  - De absorción rápida (sol. de 15 g en forma de gel).
  - Hipertónica al 33 % y al 50 % (frascos de 250 mL): 30 o 20 mL i.v., respectivamente, si hay hipoglucemia.
- **Lactato magnésico** (comp. de 48,62 mg): 2 comp./6 h.
- **Pamidronato** (amp. de 15, 30 y 90 mg): 60-90 mg i.v. en 4 h (se diluye 1 amp. en 500 mL de SF a 42 got./min = 126 mL/h).
- **Patirómero cálcico** (sol. con 8,4, 16,8 y 25,2 g): dosis inicial de 8,4 g/d.
- **Poliestireno sulfonato cálcico** (susp. oral de 400 g, sob. 15 g, tarro para susp. oral/rectal con 500 g): 15 g (3 cucharaditas o 1 sobre) en 200 mL de agua/6 h por v.o., o de acción más rápida por vía rectal con 40 g (2 cucharaditas de medida) en 150 mL de SG al 5 %, al que se añaden 125 mL de lactulosa (sol. de 200 y 800 mL), 1-3 veces/d.
- **Salbutamol** (amp. de 0,5 mg): 0,5 mg en 100 mL de SF i.v. a pasar en 20 min, en la hiper-K grave.
- **Sueroral®** (sol. hidroelectrolítica con cloruro sódico, cloruro potásico, citrato trisódico y glucosa): 1 sob. diluido en 1 L de agua cada 8 h.
- **Sulfato de magnesio** (amp. con 1,5 g):
  - Hipo-Mg con compromiso vital o *delirium tremens*: 1 amp. en 100 mL de SG al 5 % en 15 min; luego, 6 g en 250 mL de SG al 5 % a 10 got./min (30 mL/h) × 5 d.
  - En la CAD y la DHHNC: 1 amp. i.v. cada h, × las 2 primeras h, diluida en SF, si el Mg s es < 1,8 mg/dL.
  - Crisis asmática grave y PCR con *torsade de pointes* asociada a intervalo QT prolongado, hipo-Mg e intoxicación por digitálicos: 1 amp. en 100 mL de SG al 5 % en 15 min.
- **Tolvaptán** (comp. de 15 y 30 mg): dosis inicial de 15 mg. Si a las 8 h el Na ↑ > 5 mEq/L, se suspende; si no, se valora la natremia a las 12-24 h; y, si continúa siendo < 128 mEq/L, indicar 30 mg. A las 24 h si ↑ > 5 mEq/L, continuar con 30 mg/d; si no, indicar 60 mg/d, con monitorización de la natremia diaria.
- **Zoledrónico, ácido** (frascos de 4 mg): dosis única de 4 mg i.v.

ESTATINAS

- **Atorvastatina** (comp. de 10, 20, 40 y 80 mg): dosis inicial de 10 mg/d.
- **Rosuvastatina** (comp. de 5, 10 y 20 mg): dosis inicial de 5 mg/d.

FIBRINOLÍTICOS

- **rtPA o alteplasa** (amp. de 10, 20 y 50 mg): diluir 100 mg en 100 mL de SF, bolo inicial en 2 min de 10 mg (10 mL); luego, infusión en 2 h con jeringa IVAC® de los 90 mg (90 mL) restantes.
- **Tenecteplasa** (amp. de 40 mg, jp de 50 mg): en bolo i.v. de 5-10 s, según el peso corporal (< 60 kg: 30 mg; 60-70 kg: 35 mg; 70-80 kg: 40 mg; 80-90 kg: 45 mg; ≥ 90 kg: 50 mg).
- **Uroquinasa** (amp. de 100.000 y 250.000 UI): 4.400 UI/kg i.v. en 10 min; luego, 4.400 UI/kg por h (diluidas en 500 mL de SF en 12 h = 42 mL/h).

HEMOTERAPIA

- **Ácido fólico** (comp. de 5 mg): 5 mg/d.
- **Ácido traxenámico** (comp. y amp. de 500 mg): 500 mg/8 h i.v. lenta o 1.000 mg/8 h por v.o.
- **Albúmina** (frascos de 50 y 100 mL al 20 %, con 10 y 20 g, respectivamente) en dosis de 0,5-1 g/kg al d (175-350 mL/d), si hay depleción grave del vol. intravascular (1 vial/8 h i.v. previo a la furosemida).
- **Concentrado de F-IX** (amp. de 600 y 1.200 UI) = kg × (% de actividad deseada) × 0,9.
- **Concentrado de F-VII recombinante** (amp. de 1, 2, 5 y 8 mg): dosis inicial de 90 μg/kg i.v.
- **Concentrado de F-VIII** (amp. de 500 y 1.000 UI) = kg × (% de actividad deseada) × 0,5.
- **Concentrados de FvW + F-VIII** (amp. de 1.200/500 y 2.400/1.000 UI): 40-80 UI/kg de FvW y 20-40 UI/kg de F-VIII i.v., para mantener la actividad > 50 % o controlar el sangrado.
- **Desmopresina** (amp. de 4 μg): 0,3 μg/kg i.v. en 50-100 mL de SF en 30 min en la enfermedad de Von Willebrand.
- **Filgastrim** (jp de 300 y 400 μg, amp. de 300 μg): 300 μg/d.
- **Lenogastrim** (jp de 105 y 263 μg): 263 μg/d.
- **Sulfato de ferroglicina** (cáp. de 100 mg): 100 mg/12-24 h.
- **Sulfato ferroso** (comp. de 80 mg, amp. de 50 y 100 mg): 80 mg/12-24 h por v.o., 100-200 mg i.v. entre 1 y 3 veces por sem. (cálculo de la dosis según la ficha técnica).
- **Vit. B_{12}** (amp. de 1 mg): 1 mg/2 d i.m. × 2 sem.; luego, 1 mg/sem. × 4-8 sem.; luego, 1 mg mensual.

IECA

- **Captopril** (comp. de 25, 50 y 100 mg):
  - En la crisis hipertensiva: 25 mg s.l.
  - Dosis inicial de 25-50 mg/d administrada en dos dosis, con subida gradual con intervalos de al menos 2 sem., hasta 100-150 mg/d divididos en dos dosis.
  - Un régimen posológico de una vez al día puede ser adecuado cuando se añade una medicación antihipertensiva concomitante, como los diuréticos tiazídicos.
  - En pacientes con el sistema renina-angiotensina-aldosterona muy activo (hipovolemia, hipertensión renovascular, descompensación cardíaca), es preferible comenzar con una dosis única de 6,25 mg o 12,5 mg.
- **Enalapril** (comp. de 2,5, 5, 10 y 20 mg): 5 a 40 mg/d. En pacientes con el sistema renina-angiotensina-aldosterona muy activo, es preferible comenzar con una dosis única de 2,5 mg.
- **Ramipril** (comp. de 2,5, 5 y 10 mg): de 2,5 a 10 mg/d. En pacientes con el sistema renina-angiotensina-aldosterona muy activo, es preferible comenzar con una dosis única de 1,25 mg.

LAXANTES

- **Lactitol** (sob. de 10 g): dosis inicial de 20 g/d en toma única; luego, 10 g/d. En la encefalopatía hepática, 20 g/8 h.
- **Lactulosa** (sob. de 10 g y sol. de 667 mg/mL): 1 sob./8 h o 15 mL/8 h. En la encefalopatía hepática, 20 g/8 h.
- ***Plantago ovata*** (sob. de 3,5 g): 1-3 sob./d, con 1-2 vasos de agua, en ayunas.
- **Supositorio de glicerina**: 1 enema/d × 6 d. En casos refractarios, cada 4-6 h, hasta que sean efectivos.

NEUROLÉPTICOS

- **Atípicos**: por v.o., menos efectos secundarios (mejor para la enfermedad de Parkinson), menor sedación.
  - **Aripiprazol** (comp. de 5, 10, 15 y 30 mg): dosis inicial de 10mg/d; dosis de mantenimiento de 15 mg/d.
  - **Olanzapina** (comp. de 2,5, 5, 7,5, 10, 15 y 20 mg): dosis inicial de 5-10 mg/d; dosis de mantenimiento de 10-20 mg/d.
  - **Quetiapina** (comp. de 25, 100, 200 y 300 mg): dosis inicial de 50 mg/12 h; dosis de mantenimiento de 100-200 mg/12 h.

- **Risperidona** (comp. de 1, 3 y 6 mg, sol. oral de 1 mg/mL, siendo 1 mg = 1 mL): dosis inicial de 0,5 mg/d, con incrementos de 0,5 mg/d a días alternos si es necesario, siendo la dosis óptima para la mayoría de los pacientes de 1 mg/d. Si se presentan episodios maníacos o esquizofrenia, iniciar con 2 mg/d.
- **Ziprasidona** (comp. de 20, 40, 60 y 80 mg): dosis inicial de 40 mg/12 h; máx.: 80 mg/12 h.

- **Clometiazol** (cáp. de 192 mg): 2 cáp./8 h por v.o. el 1.er d; luego, 1 comp./d × 7 d.
- **Clorpromazina** (comp. de 25 y 100 mg, sol. oral de 40 mg/mL siendo 1 mg = 1 got., amp. con 25 mg):
  - Por v.o.: 25-50 mg/8 h; máx.: 300 mg/d.
  - Por v.p.: 1-2 amp. i.m. cada 6-8 h, o 1 amp. en 100 mL de SF i.v. a pasar en 30 min (nunca bolo) y repetir la dosis cada 2-4 h i.v.
  - Más sedante que el haloperidol, pero más convulsivante.
- **Haloperidol**: de elección, seguro y eficaz.
  - Por v.o. (comp. de 10 mg, sol. oral de 2 mg/mL, siendo 1 mg = 10 got.): 5-10 mg/12 h por v.o.
  - Por v.p. (amp. de 1 mL con 5 mg):
    - 5 mg i.v. o i.m. y, si se precisa, repetir la dosis cada 30 min; máx.: 20 mg/d.
    - En ancianos y casos hipoactivos, comenzar con 1 mg/12 h y, posteriormente, subir la dosis.
    - Para la perfusión de mantenimiento, diluir 20 amp. en 250 mL de SG al 5 % a 8-16 mL/h (máx.: 250 mg/24 h).
  - Contral en s. de abstinencia alcohólica o a BZD.
  - Si hay extrapiramidalismo, indicar biperideno en dosis de 1 amp. de 5 mg i.v. diluida en 100 mL de SF en 30-45 min.
- **Levomepromazina** (comp. de 25 y 100 mg, sol. oral de 40 mg/mL, siendo 1 mg = 1 got., amp. con 25 mg):
  - Por v.o.: iniciar con 25 mg/12 h y, posteriormente, subir la dosis hasta un máx. de 100 mg/12 h.
  - Por vía i.m. (nunca i.v.): 25-50 mg/6-8 h i.m.; máx.: 200 mg/d.
  - El más sedante.
- **Tiaprida** (comp. y amp. de 100 mg): dosis inicial de 50 mg/d, hasta un máx. de 100 mg/6 h. En caso de s. de abstinencia alcohólica, 200 mg/8 h por v.o. el 1.er d; luego, reducir 1 comp. diario hasta 100 mg/8 h × 30 d.

PROTECTORES GÁSTRICOS

- **Esomeprazol** (comp. de 20 y 40 mg, susp. oral de 10 mg, amp. de 40 mg):
  - 20-40 mg/d por v.o. o 40 mg/d i.v.

- 80 mg en bolo i.v. y, después, 8 mg/h × 72 h (diluir 100 mg en 250 mL de SF a 7 got./min) en la HDA.
- **Omeprazol** (comp. de 20 y 40 mg, amp. de 40 mg):
  - 20-40 mg/d por v.o. o 40 mg/d i.v.
  - 80 mg en bolo i.v. y, después, 8 mg/h × 72 h (diluir 100 mg en 250 mL de SF a 7 got./min) en la HDA.
- **Pantoprazol** (comp. de 20 y 40 mg, amp. de 40 mg):
  - 20-40 mg/d por v.o. o 40 mg/d i.v.
  - 80 mg en bolo i.v. y, después, 8 mg/h × 72 h (diluir 100 mg en 250 mL de SF a 7 got./min) en la HDA.
- **Ranitidina** (comp. de 75, 150 y 300 mg; amp. de 10 mg): 150 mg/12 h o 300 mg al acostarse por v.o.; 50 mg i.v. lenta, seguida de infusión i.v. continua de 0,125 o 0,250 mg/kg por h.

QUIMIOTERÁPICOS Y RELACIONADOS

- **Alopurinol** (comp. de 100 y 300 mg): 300 mg/d 1-2 d antes y 7 d después de la QT.
- **Etopósido** (amp. de 100 y 200 mg): 150 mg/m^2 i.v. dos veces por sem. × 2 sem.; luego, una vez por sem. × 6 sem.
- **Mesna** (amp. con 200, 400 y 1000 mg): 0,2 × dosis de QT, 1 h antes de la QT y a las 4 y 8 h después de la QT.
- **Rasburicasa** (amp. de 1,5 mg): 0,2 mg/kg al d i.v. el día previo y 5-7 d después de la QT. Para 70 kg, 10 amp. (15 mg) en 500 mL de SF en 30 min.

VASODILATADORES

- **Nitroglicerina** (comp. s.l. de 0,8 y 1 mg, amp. de 5 mL con 5 mg y de 10 mL con 50 mg):
  - 0,8-1 mg s.l. cada 5 min hasta que ceda el dolor torácico o hasta un máx. de 3 mg.
  - En el SCA, dosis inicial de 10 µg/min; para ello, diluir 15 mg (3 amp. de 5 mL) en 250 mL de SG al 5 % a 3 got./min (9 mL/h), y ↑ de 3 en 3 got./min (o de 9 en 9 mL/h) cada 5-10 min hasta la desaparición del dolor, hasta que la TAS sea < 90 mm Hg, o hasta una dosis máx. de 200 µg/min (70 got./min o 210 mL/h). Si hay mejoría clínica, se va retirando con disminuciones de 3 mL/h de manera progresiva.
- **Nitroprusiato sódico** (amp. con 50 mg):
  - Dosis inicial de 1 µg/kg por min i.v.; para ello, diluir 1 amp. de 50 mg en 250 mL de SG al 5 % a una vel. de 7 got./min (21 mL/h) para pacientes de 70 kg.
  - Dosis máx. de 3 µg/kg por min i.v. (21 got./min; 63 mL/h).

- **Pentoxifilina** (grageas de 400 mg, comp. lib. prol. de 600 mg, amp. con 300 mg): 400 mg/8 h o 600 mg/12 h por v.o., 1200 mg/12 h i.v. (4 amp. en 500 mL de SF a 15 got./min = 45 mL/h).

VASOPRESORES

- **Adrenalina** (amp. de 1 mL con 1 mg; jp de 150 y 300 μg):
  - Anafilaxia:
    - 0,3 mg (0,3 mL) s.c. o + rápido i.m. y, si fuera preciso repetir, cada 20 min hasta un máx. de hasta 3 veces.
    - 1 amp. en 9 mL de SF y administrar 3 mL (0,3 mg) cada 10 min, hasta un máx. hasta 3 veces.
    - Si no hay respuesta, iniciar perfusión i.v. de 3 amp. en 250 mL de SG al 5 % a 5 mL/h, para posteriormente ir subiendo la dosis de 5 en 5 mL cada 5 min si se precisa, hasta un máx. de 50 mL/h.
  - Bradiarritmias refractarias a la atropina y a la isoprenalina.
    - Dosis inicial de 2 μg/min i.v.; para ello, diluir 3 amp. en 250 mL de SG al 5 % y perfundir a 3 got./min (9 mL/h) para pacientes de 70 kg.
    - Se ↑ la dosis de 2 en 2 got. cada 10 min, hasta el control de la frecuencia V o hasta una dosis máx. de 10 μg/min (16 got./min = 48 mL/h).
  - RCP: 1 mg por vía i.v. o intraósea cada 3-5 min.
  - *Shock*:
    - Dosis inicial de 0,05 μg/kg por min i.v.; para ello, diluir 9 amp. (9 mL) en 250 mL de SG al 5 % y perfundir a 2 got./min (6 mL/h) para pacientes de 70 kg.
    - Dosis máx. de 0,4 μg/kg por min (16 got/min = 48 mL/h).
- **Dobutamina** (amp. con 250 mg): contral si la TAS es < 80 mm Hg.
  - Dosis inicial de 5 μg/kg por min i.v.; para ello, diluir 1 amp. en 250 mL de SG al 5 % y pasar a 7 got./min (21 mL/h) para pacientes de 70 kg.
  - Dosis máx. de 20 μg/kg por min i.v. (28 got./min; 84 mL/h).
- **Dopamina** (amp. con 200 mg):
  - Dosis diuréticas: 3 μg/kg por min i.v.; para ello, diluir 1 amp. de 200 mg en 250 mL de SG al 5 % y perfundir a 5 got./min (15 mL/h).
  - Dosis inotrópicas: 5 μg/kg por min i.v.; para ello, diluir 1 amp. de 200 mg en 250 mL de SG al 5 % y perfundir a 10 got./min (30 mL/h) para pacientes de 70 kg.
  - Incrementar hasta que la TAS sea > 90 mm Hg o la diuresis > 35 mL/h, hasta un máx. de 20 μg/kg por min i.v. (40 got./min; 120 mL/h).

- **Noradrenalina** (amp. con 10 mg):
  - Dosis inicial de 0,05 μg/kg por min i.v.; para ello, diluir 1 amp. (10 mg) en 250 mL de SG al 5 % y pasar a 2 got./min (6 mL/h) para pacientes de 70 kg.
  - Dosis máx. de 0,5 μg/kg por min (18 got./min; 54 mL/h).

OTROS

- **Colchicina** (comp. de 0,5 y 1 mg): dosis según la enfermedad.
- **Dapsona** (comp. de 100 mg): 50-300 mg/d, según la enfermedad.
- **Manitol al 20 %** (frascos de 250 y 500 mL; cada 10 mL de solución contienen 2 g):
  - Rabdomiólisis: dosis única de 1 g/kg (350 mL para 70 kg) i.v. en 30 min, o 25 g (125 mL) i.v. seguidos de 5 g/h (25 mL/h) hasta un máx. de 120 g/d (600 mL/d).
  - HTIC: 1 g/kg (350 mL para 70 kg) i.v. en 20 min; luego, 0,5 g/kg cada 6 h (175 mL/6 h) × 3 d.
- **Primaquina** (comp. de 7,5 y 15 mg): 15-30 mg (base)/d.
- **Somatostatina** (amp. 250 μg, 3 y 6 mg): dosis inicial de 250 μg en bolo i.v., seguidos de una perfusión de 250 μg/h × 5 d (diluir 6 mg en 500 mL de SF a pasar a 7 got./min).
- **Teofilina** (amp. de 200 mg): 1 amp. en 100 mL de SG al 5 % a pasar en 20-30 min.
- **Terlipresina** (amp. de 1 y 2 mg): 1-2 mg/4 h i.v. según el peso hasta conseguir 2 d sin sangrado; luego, 1 mg/4 h i.v. hasta el 5º d.

Glosario alfabético

A: auricular.
AAF: anticuerpos antifosfolipídicos.
AAS: ácido acetilsalicílico.
ABCD: escala para determinar el riesgo de accidente cerebrovascular dentro de los primeros 2 días después de un accidente isquémico transitorio, basada en los siguientes parámetros: edad (***a**ge*), presión arterial (***b**lood pressure*), características **c**línicas y **d**uración del accidente isquémico transitorio.
ABCD²: escala para determinar el riesgo de accidente cerebrovascular dentro de los primeros 2 días después de un accidente isquémico transitorio, basada en los siguientes parámetros: edad (***a**ge*), presión arterial (***b**lood pressure*), características **c**línicas, **d**uración del accidente isquémico transitorio y presencia de diabetes.
Ac: anticuerpo.
ACG: arteritis de células gigantes.
ACL: anticuerpos anticardiolipina.
AcM: acidosis metabólica.
ACO: anticoagulantes orales.
ACP: auscultación cardiopulmonar.
AcR: acidosis respiratoria.
ACT: agua corporal total.
ACTH: hormona adrenocorticotropa o corticotropina (*adrenocorticotropic hormone*).
ACTP: angioplastia coronaria transluminal percutánea.
ACV: accidente cerebrovascular.
ADA: adenosina-desaminasa.
ADO: antidiabéticos orales.
ADT: antidepresivos tricíclicos.
ADVP: adicto a drogas por vía parenteral.
AE: angina estable.
AG: brecha aniónica (*anion gap*).
Ag: antígeno.
Ag-RDT: prueba diagnóstica rápida de antígenos (*antigen rapid diagnostic test*).
AI: angina inestable.

AIJs: artritis idiopática juvenil sistémica.
AINE: antiinflamatorios no esteroideos.
AIT: accidente isquémico transitorio.
AlM: alcalosis metabólica.
AlR: alcalosis respiratoria.
ALT: alanina-aminotransferasa (v. GPT).
a. m.: antes del mediodía *(ante meridiem)*.
AMBG: anticuerpos antimembrana basal glomerular.
amp.: ampolla.
ANA: anticuerpos antinucleares (*antinuclear antibodies*).
ANCA: anticuerpos anticitoplasma de neutrófilo (*anti-neutrophil cytoplasmic antibody*).
angio-RM: angiografía por resonancia magnética.
angio-TC: angiografía por tomografía computarizada.
AP: antecedentes personales.
ARA2: antagonistas del receptor de la angiotensina II.
ARN: ácido ribonucleico.
AS: análisis de sangre.
AST: aspartato-aminotransferasa (v. GOT).
ATB: antibiótico, antibioticoterapia.
ATR: acidosis tubular renal.
AV: auriculoventricular.
BAV: bloqueo auriculoventricular.
BiC: bicarbonato (HCO_3^-).
BiPAP: bipresión positiva en las vías respiratorias (*bilevel positive airway pressure*).
BLEE: (bacterias gramnegativas productoras de) betalactamasas de espectro extendido.
BMT: medida de la glucosa capilar.
BNP: péptido natriurético cerebral (*brain natriuretic peptide*).
BQ: bioquímica.
BRB: bilirrubina.
BRBi: bilirrubina indirecta.
BRD: bloqueo de rama derecha.
BRI: bloqueo de rama izquierda.
BUN: nitrógeno ureico sanguíneo (*blood urea nitrogen*).
BZD: benzodiacepinas.
c: campo.
C: coagulación.
C1: fracción 1 del complemento.
Ca: calcio.
Ca_c: calcio corregido.

CAD: cetoacidosis diabética.
CADASIL: arteriopatía cerebral autosómica dominante con infartos subcorticales y leucoencefalopatía (*cerebral autosomal dominant arteriopathy with subcortical infarcts and leukoencephalopathy*).
cáp.: cápsula.
CCV: cirugía cardiovascular.
CD: antígeno de diferenciación (*cluster of differentiation*).
CE: cuerpo extraño o cardioversión eléctrica, según el contexto.
CEE: cardioversión eléctrica electiva.
cél.: células.
CEU: cardioversión eléctrica urgente.
CF: cardioversión farmacológica.
CFM: ciclofosfamida.
CH: concentrado de hematíes.
CI: cardiopatía isquémica.
CID: coagulación intravascular diseminada.
CK: creatina-fosfocinasa (*creatine kinase*).
CK-MB: isoenzima cardíaca de creatina-fosfocinasa (*creatine kinase MB*).
Cl: cloro.
ClCr: aclaramiento de creatinina (*creatinine clearance*).
CMV: citomegalovirus.
CO_2: anhídrido carbónico.
comp.: comprimido.
contral: contraindicación, contraindicado.
COVID-19: enfermedad por coronavirus de 2019 (*coronavirus disease 2019*).
CP: concentrado de plaquetas.
CPAP: presión positiva continua en las vías respiratorias (*continuos positive airway pressure*).
Cr: creatinina.
CRE: crisis renal esclerodérmica.
CRU: cólico renoureteral.
CRUSADE: [escala para la valoración del riesgo de hemorragia] puede la estratificación rápida del riesgo de los pacientes con angina inestable evitar los resultados adversos con la aplicación temprana de las guías del ACC y la AHA (***c**an **r**apid risk stratification of **u**nstable angina patients **s**uppress **ad**verse outcomes with **e**arly implementation of the ACC/AHA –American College of Cardiology/American Heart Associaction– guidelines [bleeding score]*).
ctes.: constantes.
CTFH: capacidad total de fijación del hierro.

CURB65: confusión, urea, frecuencia respiratoria, presión sanguínea (***b**lood pressure*) y edad ≥ **65** años; cada ítem Σ 1 punto.
CyA: ciclosporina.
d: día.
DA: déficit de agua.
DESA: desfibrilador externo semiautomático.
DHHNC: descompensación hiperglucémica hiperosmolar no cetósica.
DI: diabetes insípida.
DIC: diabetes insípida central.
DIN: diabetes insípida nefrogénica.
DM: diabetes mellitus.
DRESS: síndrome de hipersensibilidad medicamentosa con eosinofilia y síntomas sistémicos (*drug rash with eosinophilia and systemic symptoms*).
dx: diagnóstico.
dx≠: diagnóstico diferencial.
E: especificidad.
EAB: equilibrio ácido-básico.
EAP: edema agudo de pulmón.
EAS: enfermedades autoinmunitarias sistémicas.
EB: exceso de bases.
ECDC: Centro Europeo para la Prevención y el Control de las Enfermedades (*European Centre for Disease Prevention and Control*).
ECG: electrocardiograma.
ECMO: oxigenación por membrana extracorpórea.
ECO: ecografía.
EEG: electroencefalograma.
EF: exploración física.
eferv.: efervescente.
EF-K: excreción fraccional de potasio.
EF-Na: excreción fraccional de sodio.
EICH: enfermedad de injerto contra huésped.
EIIC: enfermedad inflamatoria intestinal crónica.
ELISA: enzimoinmunoanálisis de adsorción (*enzyme-linked immunosorbent assay*).
EPAP: presión positive espiratoria en las vías respiratorias (*espiratory positive airway pressure*).
EPI: equipo de protección individual.
EPO: eritropoyetina.
EPOC: enfermedad pulmonar obstructiva crónica.
ERGE: enfermedad por reflujo gastroesofágico.
ES: esclerosis sistémica.
et.: etiología, etiológico.

ETEV: enfermedad tromboembólica venosa.
ETS: enfermedad de transmisión sexual.
ETT: ecocardiografía transtorácica.
EVA: escala visual analógica.
F: factor.
FA: fibrilación auricular o fosfatasa alcalina, según el contexto.
FC: frecuencia cardíaca.
FDI: fiebre de duración intermedia.
Fe: hierro.
FEV1: volumen espiratorio forzado en el primer segundo (*forced expiratory volume in 1 second*).
FFP2: mascarillas con filtro de clase 2 (*filtering face piece 2*).
FFP3: mascarillas con filtro de clase 3 (*filtering face piece 3*).
FG: filtrado glomerular.
FI: fosa ilíaca.
FID: fosa ilíaca derecha.
FiO_2: fracción inspirada de oxígeno.
fL: fentolitro.
FNF: fiebre no focalizada.
FOD: fiebre de origen desconocido.
FR: frecuencia respiratoria.
fr.: frecuente.
FRi: factores de riesgo.
FV: fibrilación ventricular.
FvW: factor de Von Willebrand.
g: gramo.
G6PDH: glucosa-6-fosfato-deshidrogenasa.
GA: gasometría arterial.
GC: glucocorticoides.
GEA: gastroenteritis aguda.
gn: gafas nasales.
GN: glomerulonefritis.
got.: gotas.
GOT: glutamato-oxalacetato-transaminasa o aspartato-aminotransferasa o (v. AST).
GPT: glutamato-piruvato-transaminasa o alanina-aminotransferasa (v. ALT).
GPVP: gammagrafía pulmonar de ventilación/perfusión.
Gram+: grampositivo.
Gram–: gramnegativo.
GS: suero glucosalino.
GUCI: glucosa, urea, creatinina, iones (Na, K, Cl, Mg, Ca, P).
GV: gasometría venosa.

H: hemograma.
h: hora.
H^+: hidrogeniones.
H_2CO_3: ácido carbónico.
H_2O: agua.
Hb: hemoglobina.
HBPM: heparina de bajo peso molecular.
HDA: hemorragia digestiva alta.
HELLP: [síndrome de] hemólisis, elevación de las enzimas hepáticas y trombocitopenia (*hemolysis, elevated liver enzymes and low platelet count [syndrome]*).
HI: Haemophilus influenzae.
HIC: hoja de interconsulta.
hiper-Ca: hipercalcemia.
hiper-K: hiperpotasemia.
hiper-Mg: hipermagnesemia
hiper-Na: hipernatremia.
hiper-P: hiperfosfatemia.
hiper-PTH: hiperparatiroidismo.
hiper-V: hiperventilación.
hipo-Ca: hipocalcemia.
hipo-K: hipopotasemia.
hipo-Mg: hipomagnesemia.
hipo-Na: hiponatremia.
hipo-P: hipofosfatemia.
hipo-TA: hipotensión arterial.
hipo-V: hipoventilación.
HNF: heparina sódica o no fraccionada.
HPS: hipersensibilidad.
HSA: hemorragia subaracnoidea.
HScore: *Score for the diagnosis of reactive hemophagocytic syndrome*.
HTA: hipertensión arterial.
htes.: hematíes.
HTIC: hipertensión intracraneal.
Hto.: hematócrito.
HTP: hipertensión pulmonar.
i.e.: esto es, es decir (del latín, *id est*).
I: indicación.
IAM: infarto agudo miocardio.
IAVD: independiente para las actividades de la vida diaria.
IBP: inhibidores de la bomba de protones.
IC: insuficiencia cardíaca.

ICC: insuficiencia cardíaca congestiva.
ICD: insuficiencia cardíaca derecha.
ICI: insuficiencia cardíaca izquierda.
ID: inmunodepresión, inmunodeprimido/s.
IECA: inhibidores de la enzima convertidora de la angiotensina.
Ig: inmunoglobulina.
IGIV: inmunoglobulinas intravenosas.
IH: insuficiencia hepática.
IL: interleucina.
i.m.: intramuscular.
IMAO: inhibidores de la monoaminooxidasa.
i.n.: intranasal.
inh.: inhalado.
INR: cociente internacional normalizado (*international normalized ratio*).
iny.: inyectable.
IOT: intubación orotraqueal.
IPAP: presión positiva inspiratoria en las vías respiratorias (*inspiratory positive airway pressure*).
IQ: cirugía (intervención quirúrgica).
IR: insuficiencia renal.
IRA: insuficiencia renal aguda.
IRC: insuficiencia renal crónica.
IRe: insuficiencia respiratoria.
IRSN: inhibidor de la recaptación de serotonina y noradrenalina.
IS: insuficiencia suprarrenal.
ISA: insuficiencia suprarrenal aguda.
ISC: insuficiencia suprarrenal central.
ISRS: inhibidor selectivo de la recaptación de serotonina.
IT: incumplimiento terapéutico.
ITU: infección del tracto urinario.
i.v.: intravenoso.
IY: ingurgitación yugular.
jp: jeringa precargada.
K: potasio.
K_O: potasio en orina.
K_S: potasio en sangre.
L: litro.
LCR: líquido cefalorraquídeo.
LDH: lactato-deshidrogenasa.
LES: lupus eritematoso sistémico.
l.p.m.: latidos por minuto.
LSN: límite superior de la normalidad.

m: metro.
M: molar.
MASCC-Score: puntuación del riesgo de la Asociación Multinacional de Cuidados Paliativos en el Cáncer (*Multinational Association of Supportive Care in Cancer Risk-Score*).
máx.: máximo.
MC: mineralocorticoides.
MEG: mal estado general.
MELAS: encefalomiopatía mitocondrial con acidosis láctica y accidentes cerebrovasculares (*mitochondrial myopathy, encephalopathy, lactic acidosis and stroke-like episodes*).
mEq: miliequivalentes.
mg: miligramo.
Mg: magnesio.
MG: medidas generales.
min: minuto.
mL: mililitro.
MMII: miembros inferiores.
MMSS: miembros superiores.
MOLP: microscopía óptica de luz polarizada.
MPD: metilprednisolona.
MR: mascarilla con reservorio
MRC: Medical Research Council.
MTS: metástasis.
MV: murmullo vesicular.
N: normal.
Na: sodio.
NAC: neumonía adquirida en la comunidad o N-acetilcisteína, según el contexto.
NaCl: cloruro sódico.
NET: necrólisis epidérmica tóxica.
ng: nanogramos.
NIHSS: escala de ictus del *National Institute of Health* (*National Institute of Health Stroke Scale*).
NK: *natural killer*.
NN: neumonía nosocomial.
NNP: neumonía nosocomial precoz.
NNT: neumonía nosocomial tardía.
NTG: nitroglicerina.
NYHA: New York Heart Association.
o: orina.
O_2: oxigenoterapia, oxígeno.

OMS: Organización Mundial de la Salud.
ORL: otorrinolaringología.
Osm: osmolaridad.
Osm_o: osmolaridad urinaria.
Osm_p: osmolaridad plasmática.
p.: proteínas.
P: fósforo.
P_aCO_2: presión parcial de anhídrido carbónico.
PaFi-O_2: presión arterial parcial de oxígeno/fracción inspirada de oxígeno.
P_aO_2: presión parcial de oxígeno.
PC: pruebas complementarias.
PCR: proteína C-reactiva, parada cardiorrespiratoria o reacción en cadena de la polimerasa (*polymerase chain reaction*), según el contexto.
PCT: procalcitonina.
PD: prednisona.
PDF: productos de degradación del fibrinógeno.
PDIA: prueba diagnóstica de infección activa.
PE: perfusión expandida.
PEEP: presión positiva telespiratoria (*positive end-expiratory pressure*).
PEF: pico espiratorio de flujo.
p. ej.: por ejemplo.
PET: tomografía por emisión de positrones (*positron emission tomography*).
PFC: plasma fresco congelado.
pg: picogramos.
PICC: catéter central de inserción periférica (*peripherally inserted central catheter*).
pl.: pleural.
PL: punción lumbar.
plaq.: plaquetas.
p. m.: después del mediodía (*post meridiem*).
PMN: polimorfonuclear.
PMR: polimialgia reumática.
PnJ: *Pneumocystis jirovecii* (antiguo *carinii*).
PPR: puñopercusión renal.
PRINTO: *Paediatric Rheumatology International Trials Organization*.
PS: presión de soporte.
PTH: paratohormona.
PTT: púrpura trombocitopénica trombótica.
PVC: presión venosa central.
QT: quimioterapia.
QTc: intervalo QT corregido.
RCP: reanimación cardiopulmonar.

RFA: reactantes de fase aguda.
RHA: ruidos hidroaéreos.
RM: resonancia magnética.
r.p.m.: respiraciones por minuto.
RS: ritmo sinusal.
RT: radioterapia.
rtPA: activador recombinante del plasminógeno tisular (*recombinant tissue plasminogen activator*).
RT-PCR: reacción en cadena de la polimerasa con transcriptasa inversa (*reverse transcription-polymerase chain reaction*).
RUSH: *Rapid Ultrasound in Shock*.
RV: respuesta ventricular.
RVL: respuesta ventricular lenta.
RVR: respuesta ventricular rápida.
Rx: radiografía simple.
s: sérico, sangre, segundo, según el contexto.
s.: síndrome.
S: sensibilidad.
SAF: síndrome antifosfolipídico.
SAFC: síndrome antifosfolipídico catastrófico.
SAM: síndrome de activación macrofágica.
SARM: *Staphylococcus aureus* resistente a la meticilina.
SARS-CoV-2: coronavirus del síndrome respiratorio agudo grave de tipo 2 (*severe acute respiratory syndrome coronavirus 2*).
$SatO_2$: saturación periférica de oxígeno.
s.c.: subcutáneo.
SCA: síndrome coronario agudo.
SCACEST: síndrome coronario agudo con elevación del segmento ST.
SCASEST: síndrome coronario agudo sin elevación del segmento ST.
SDRA: síndrome de dificultad respiratoria aguda.
sem.: semana.
SF: suero salino fisiológico (0,9 %).
SG: suero glucosado.
SHO: síndrome de hipoventilación y obesidad.
SHU: síndrome hemolítico urémico.
SIDA: síndrome de inmunodeficiencia adquirida.
SIRI: síndrome inflamatorio de reconstitución inmune.
s.l.: sublingual.
SNC: sistema nervioso central.
SNG: sonda nasogástrica.
sob.: sobre.
sol.: solución.

SOS: *Save Our Souls.*
SRIS: síndrome de respuesta inflamatoria sistémica.
SSh: suero salino hipotónico (0,45 %).
SSH: suero salino hipertónico (3 %).
SSIADH: síndrome de secreción inadecuada de la hormona antidiurética o vasopresina.
StA: *Staphylococcus aureus.*
StPn: neumococo o *Streptococcus pneumoniae.*
sup.: supositorio.
susp.: suspensión.
SV: supraventricular.
Tª: temperatura.
TA: tensión arterial.
TAD: tensión arterial diastólica.
TAM: tensión arterial media.
TAR: terapia o tratamiento antirretroviral.
TARGA: tratamiento antirretroviral de gran actividad.
TAS: tensión arterial sistólica.
TBC: tuberculosis.
TC: tomografía computarizada.
TCE: traumatismo craneoencefálico.
t.d.: transdérmico.
TEP: tromboembolismo pulmonar.
TG: triglicéridos.
T-he: trastornos hidroelectrolíticos.
THS: tratamiento hormonal sustitutivo.
TIMI: [escala para la valoración del riesgo de] trombólisis en el infarto agudo de miocardio (*thrombolysis in myocardial infarction [risk score]*).
t.m.: transmucosa.
t.m.n.: transmucosa nasal.
t.m.o.: transmucosa oral.
TMP-SMT: trimetoprima-sulfametoxazol (cotrimoxazol).
TNF: factor necrosis tumoral (*tumor necrosis factor*).
TNIH: troponina I de alta sensibilidad.
TP: tiempo de protrombina.
TPSV: taquicardia paroxística supraventricular.
TS: taquicardia sinusal.
TSH: hormona estimulante de la glándula tiroides o tirotropina (thyroid-stimulating hormone).
tto.: tratamiento.
TTPa: tiempo de tromboplastina parcial activada.
TV: taquicardia ventricular.

TVP: trombosis venosa profunda.
TVS: trombosis venosa superficial.
U: unidades.
UCI: unidad de cuidados intensivos.
UCRI: unidad de cuidados respiratorios intermedios.
UFC: unidades formadoras de colonias.
UI: unidades internacionales.
v.: véase.
V: ventricular.
VC: volumen corriente.
VCM: volumen corpuscular medio.
VD: ventrículo derecho.
VDRL: prueba serológica para la sífilis.
VEB: virus de Epstein-Barr.
vel.: velocidad.
VHB: virus de la hepatitis B.
VHC: virus de la hepatitis C.
VHH: virus del herpes humano.
VHS: virus del herpes simple.
VIH: virus de la inmunodeficiencia humana.
vit.: vitamina.
vit. D_3: colecalciferol.
VK: mascarilla de tipo Venturi o Ventimask®.
VM: ventilación mecánica.
VMI: ventilación mecánica invasiva.
VMNI: ventilación mecánica no invasiva.
v.o.: vía oral.
vol.: volumen.
v.p.: vía parenteral.
VPN: valor predictivo negativo.
VPP: valor predictivo positivo.
VPPB: vértigo posicional paroxístico benigno.
VRA: vías respiratorias altas.
vs.: frente a, comparado con (del latín, versus).
VSG: velocidad de sedimentación globular.
VVP: vía venosa periférica.
VVZ: virus de la varicela-zóster.
1ª: primera, primaria, según el contexto.
2ª: segunda, secundaria, según el contexto.
3ª: tercera, terciaria, según el contexto.
1º: primero, primario, según el contexto.
2º: segundo, secundario, según el contexto.

3º: tercero, terciario, según el contexto.
Δ AG: delta GAP.
Δ: delta o cambio.
↑: aumentado/aumenta/aumento.
↓: disminuido/disminuye/disminución.
[]: concentración.
≠: distinto.
=: igual.
Σ: suma.
≈: más o menos, aproximada, parecida.
μg: microgramo.
μorg.: microorganismos, gérmenes.
♀: mujer.
♂: varón.
ɖ: descartar.
+: positivo/a o más, según el contexto.
–: negativo/a o menos, según el contexto.
±: añadir o no.
×: durante (por).

Índice analítico